短梗五加活性成分提取和分析技术

裴世春　金春彬　著

中国纺织出版社有限公司

内 容 提 要

本书共分为6章，编者在前期短梗五加课题研究的基础上，综合近年来有关短梗五加的书籍和资料，以分离鉴定的绿原酸衍生物、槲皮素-3-*O*-葡萄糖苷和玉米赤霉烯酮等几种天然成分为重点，总结了短梗五加中活性成分的提取、分离、鉴定及其功能活性分析的相关技术。本书可以作为相关研究者、相关专业的学生以及从事相关行业的生产者的参考书。

图书在版编目(CIP)数据

短梗五加活性成分提取和分析技术 / 裴世春，金春彬著．—北京：中国纺织出版社有限公司，2020.10

ISBN 978-7-5180-7682-6

Ⅰ.①短… Ⅱ.①裴… ②金… Ⅲ.①五加—生物活性—提取 ②五加—生物活性—药物分析 Ⅳ.①R931.71

中国版本图书馆CIP数据核字(2020)第132273号

责任编辑：闫 婷　　责任校对：王蕙莹

责任设计：品欣排版　　责任印制：王艳丽

中国纺织出版社有限公司出版发行

地址：北京市朝阳区百子湾东里A407号楼　邮政编码：100124

销售电话：010—67004422　传真：010—87155801

http://www.c-textilep.com

官方微博 http://weibo.com/2119887771

北京虎彩文化传播有限公司印刷　各地新华书店经销

2020年10月第1版第1次印刷

开本：710×1000　1/16　印张：9.5

字数：138千字　　定价：68.00元

凡购本书，如有缺页、倒页、脱页，由本社图书营销中心调换

前　言

天然植物提取物行业作为现代营养保健食品产业不可或缺的一部分，正处于高速发展时期。国家《食品工业十三五发展规划》、《全国绿色食品产业发展规划纲要（2016—2020 年）》和《“健康中国 2030”规划纲要》等提出要鼓励绿色食品产业持续健康发展，鼓励天然提取物实现工业化，我国天然植物提取行业已成为国内发展最快的行业之一，显现出巨大的发展潜力。

短梗五加［*Acanthopanax sessiliflorus*（Rupr. Maxim.）Seem.］属于五加科五加属植物，野生资源主要分布于我国北方和朝鲜半岛，短梗五加萌生枝条在我国东北地区民间俗称刺拐棒，一直作为珍贵的特种蔬菜食用。短梗五加对人体具有多种益处，既可作为药材也可用于膳食。著名医药学家李时珍在《本草纲目》中记述有五加皮酒具有去一切风湿痿痹，壮筋骨，填精髓的功效。

近年来，国内外对短梗五加的研究范围迅速扩大，包括利用短梗五加的根、茎、叶、果等功能性食品的开发、天然化学成分的分离鉴定、活性成分含量测定、药理作用检测等。特别是 2008 年短梗五加植物由丹东五加高新农业科技开发有限公司申请获批为新资源食品以来，利用其根茎叶果实等开发的加工食品种类不断增多，短梗五加的人工栽培面积也迅速扩大，截止 2019 年，人工栽培面积至少达 5 万亩以上，其中暖棚短梗五加种植的推广使得短梗五加蔬菜上市时间由原来的半个月延长到了 8 个月，为充分开发利用短梗五加创造了种植条件，短梗五加已成为我国东北地区发展特种蔬菜，加工和开发功能性食品的重要植物原料。

虽然我国短梗五加天然活性成分研究和相关产品开发应用蓬勃发展，但是有关专门介绍短梗五加活性成分提取分离技术成果方面的书籍极为缺乏，为此，编者在前期短梗五加课题研究的基础上，以分离鉴定的绿原酸衍生物、槲皮素 - 3 - *O* - 葡萄糖苷和玉米赤霉烯酮等几种天然成分为重点，总结短梗五加中活性成分的提取、分离、鉴定及其功能活性分析相关的技术，以期为相关研究者、相关专业的学生以及从事相关行业的生产者提供实用的参考资料。

本书由通化师范学院裴世春和通化农业学校金春彬合著，其中第一至第五章由通化师范学院裴世春撰写，第六章由通化农业学校金春彬撰写。由于作者首次撰写专业书籍,编写经验不足,书中难免有不妥之处,敬请诸位同行和广大读者提出批评指正,以便随时进行更正、补充和完善。

著者

2020 年 5 月

目　录

第一章　短梗五加简介

短梗五加[*Acanthopanax sessiliflorus* (Rupr. Maxim.) Seem.]是五加科五加属植物,早期中国植物学科研究的开拓者和奠基人之一刘慎谔主编的《东北木本植物图志》中记录了短梗五加,刘慎谔所描述的短梗五加与《中国植物志》描述的无梗五加为同一个植物,短梗五加在《中国树木分类学》中又称乌鸦子,实际上这些学术著作中所描述短梗五加、无梗五加和乌鸦子其学名均为 *Acanthopanax sessiliflorus*,虽然中文学名多样,但是考虑到中华人民共和国卫生部公告(2008 年第 12 号)中批准的新资源食品名称为短梗五加,加上本书主要是面向食品相关行业的读者,因此本书将统一使用短梗五加这一中文名称。

短梗五加萌生枝条、果实、叶以及根皮均可食用或药用。短梗五加萌生枝条在我国东北地区民间称为“刺拐棒”,据民间流传其具有降血压、缓解心脑血管疾病的作用,新鲜“刺拐棒”具有特殊的风味,在我国东北地区和朝鲜半岛的民间一直将其作为珍贵的山野菜食用。短梗五加含有丰富的营养成分,包括维生素、矿物质(钾、钠、锌、钙、铁、镁、磷、铜、硒等)、18 种人体必需氨基酸、超氧化物歧化酶(SOD)、黄酮(金丝桃苷、β-谷甾醇、胡萝卜苷)、花青素、多醣等。短梗五加具有药、食、保健、促进健康的多重功能,具有疏肝理脾、行气解郁、消积化滞、防湿、强筋骨、活血化瘀等功效。

我国五加属植物除了短梗五加之外还有刺五加[*Acanthopanax senticosus* (Rupr. Maxim.) Harms]等 28 种之多,虽然古代“本草纲目”和“神农本草经”中所记述的五加皮来源是否就是现代分类学上的短梗五加还难以定论,但是随着近几年对短梗五加化学成分与功效的广泛研究发现,短梗五加充分具备了与古籍中有关五加皮功效记述相对应的天然活性成分基础。

短梗五加以其悠久的食用历史和古老的药用历史,借助新资源食品的有利条件,必定会在未来的植物应用领域中占有一席之地。

1.1 短梗五加特征和地理分布

1.1.1 短梗五加形态学特征

按《中国植物志》中的记述，短梗五加为灌木或小乔木，高 2 ~ 5 米；树皮暗灰色或灰黑色，有纵裂纹和粒状裂纹；枝灰色，无刺或疏生刺；刺粗壮，直或弯曲。叶有小叶 3 ~ 5；叶柄长 3 ~ 12 cm，无刺或有小刺；小叶片纸质，倒卵形或长圆状倒卵形至长圆状披针形，稀椭圆形，长 8 ~ 18 cm，宽 3 ~ 7 cm，先端渐尖，基部楔形，两面均无毛，边缘有不整齐锯齿，稀重锯齿状，侧脉 5 ~ 7 对，明显，网脉不明显；小叶柄长 2 ~ 10 mm。头状花序紧密，球形，直径 2 ~ 3.5 cm，有花多数，5 ~ 6 个稀多至 10 个组成顶生圆锥花序或复伞形花序；总花梗长 0.5 ~ 3 cm，密生短柔毛；花无梗；萼密生白色绒毛，边缘有 5 小齿；花瓣 5，卵形，浓紫色，长 1.5 ~ 2 mm，外面有短柔毛，后毛脱落；子房 2 室，花柱全部合生成柱状，柱头离生。果实倒卵状椭圆球形，黑色，长 1 ~ 1.5 cm，稍有棱，宿存花柱长达 3 mm（见图 1.1）。花期 8 ~ 9月，果期 9 ~ 10 月。

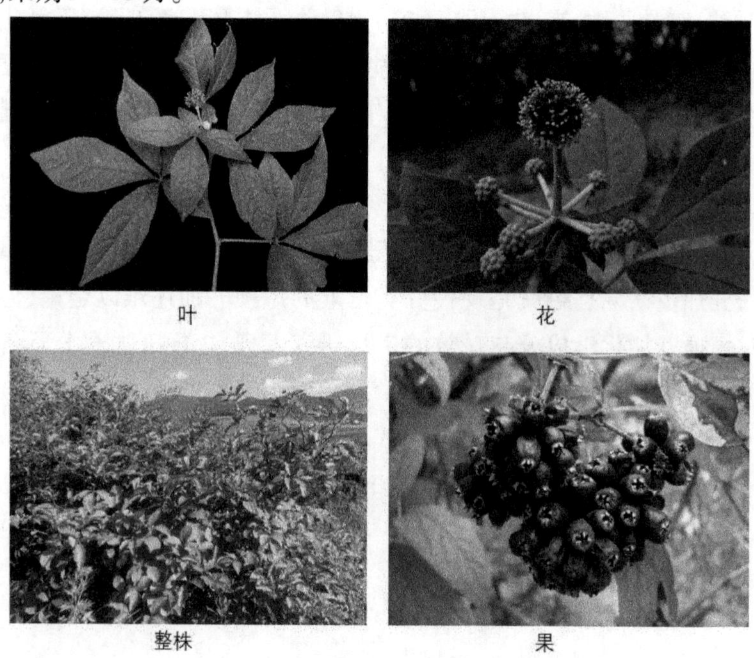

图 1.1 短梗五加形态学特征

资料来源：http://www.iplant.cn/，《中国植物志》第 54 卷（1978）

1.1.2 短梗五加地理分布

短梗五加野生资源主要分布于中国长白山及其余脉和朝鲜半岛。在中国分布于黑龙江、吉林、辽宁、河北和山西。生长于海拔 200 ~ 1000 m 森林、林缘、灌丛内及溪流附近。适于在土质疏松、肥沃、有机质丰富，温润、保水保肥的壤土或沙壤土上栽培，其既耐寒又喜温，种子在 -3℃就能发芽，但在 1 ~ 2 叶幼苗期不耐低温，遇霜冻易受冻害。开花结果期适宜温度为 22 ~ 30℃，特别是在结果期，遇到低温容易受到影响。对光照比较敏感，幼苗期在半阴半阳环境下生长良好，木质化以后能耐强光照，开花结果期光照充足则产量高，品质好。

1.2 短梗五加天然活性成分

1.2.1 短梗五加天然活性成分种类

短梗五加中含有丰富的黄酮类、木脂素类、有机酸类、三萜类、二萜类、苯丙素类和糖苷类化合物等生物活性成分，深入了解短梗五加中天然有效成分的种类和分布，对相关成分的提取、分离、鉴定以及资源的合理利用及相关产品开发具有重要意义。

考虑到本书所涉及的主要是短梗五加新资源食品原料，因此在短梗五加中天然活性成分种类的介绍主要是依据产自东北地区短梗五加品种的研究成果。

1.2.1.1 糖苷类化合物

苷类又称配糖体（glycosides），是糖或糖的衍生物与另一类非糖物质的端基碳原子链接而成的化合物。其中非糖部分称为苷元或配基，其链接的键称为糖苷键。糖可分为单糖、低聚糖和多糖，糖苷键根据链接原子可分为 O - 苷、S - 苷、N - 苷和 C - 苷，各种类型的天然成分几乎均可作为配基与糖结合，因此，糖苷的种类繁多，而且因结合方式的不同，其性质和生物学活性各异，在植物中的分布情况也不同，由于这些原因，天然糖苷类的提取、分离、纯化和鉴定等研究具有相当的难度。

短梗五加的根、茎、叶、花和果实中含有多种糖苷类成分，包括金丝桃苷、东莨菪苷、花色苷、紫丁香苷、异秦皮啶 -7 - O - α - D - 吡喃葡萄糖苷、豆甾醇 - 3 - O - β - D - 吡喃葡萄糖苷、齐墩果酸 -3 - O - β - D - 葡萄糖苷、齐墩果酸 - 3 - O - 葡萄糖醛酸甲酯苷、齐墩果酸 -3 - O - β - D - 葡萄糖醛酸苷、齐墩果酸 -

3－O－葡萄糖醛酸正丁酯苷、齐墩果酸－3－O－a－L－阿拉伯糖苷、无梗五加苷等，但是相对于同科的刺五加、人参、三七等重要药材资源研究相比，短梗五加中发现的糖苷类数量较少，短梗五加还有很大的活性成分挖掘空间，本节将短梗五加中已经发现的活性成分种类进行总结介绍如下：

(1)金丝桃苷。

金丝桃苷又名槲皮素－3－O－β－D－吡喃半乳糖苷，其结构见图1.2。金丝桃苷主要用于治疗心血管疾病，除此之外金丝桃苷还具有抗肿瘤、抗衰老、抗抑郁、抗炎等多种生物活性，同时它还具有调节循环系统、免疫系统、消化系统、神经系统的功能。

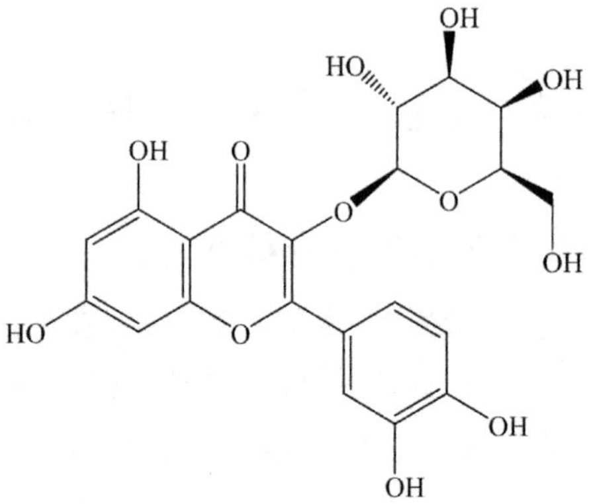

图1.2　金丝桃苷化学结构

金丝桃苷广泛存在于多种植物体内，包括金丝桃科、桔梗科、小檗科、唇形科、杜鹃花科、蔷薇科等植物的根茎叶果中，仅近3年报道的含有金丝桃苷的植物种类就有木蝴蝶、连翘、山楂、益母草、黄芪、千里光、金花葵、野马追、菟丝子、辣蓼、刺五加、绵茵陈、黄刺玫果、桉树、山银花、垂盆草、金背杜鹃、白梅花等超过20种，针对金丝桃苷的分析检测研究越来越受到研究者的重视。

近年来对东北地区短梗五加的研究表明，短梗五加的叶中含有丰富的金丝桃苷，最高达到26.83 mg/g(见表1.1)，综合已有文献可知，短梗五加的叶中金丝桃苷比果实和种子中更为丰富，结合金丝桃苷具有良好抗炎、解痉、利尿、止咳、降压、降低胆固醇、蛋白同化、局部和中枢镇疼以及对心、脑血管的保护作用等多种生理活性，可以证明东北民间流传的短梗五加萌生枝条具有降血压、降血脂功效传说的正确性，因此，利用短梗五加中含有丰富的金丝桃苷，开发制作短梗五加功能性保健食品具有良好的应用前景。

表 1.1　短梗五加中金丝桃苷含量

部位	发表文献	含量/($mg \cdot g^{-1}$)	发表时间
果实	HPLC 同时测定无梗五加果实中金丝桃苷和槲皮素 -4′-O-β-D-半乳糖苷的含量	0.012 ~ 0.132	2015
	短梗五加果提取物中总黄酮、总酚及 3 种指标成分的含量测定	0.097 ~ 0.136	2011
	HPLC 法同时测定无梗五加果实中金丝桃苷和东莨菪内酯的含量	0.1712 ~ 0.1864	2010
叶	无梗五加叶化学成分的研究	9.8 ~ 26.83	2012
	刺五加叶与无梗五加叶生药学比较研究	1.788 ~ 5.428	2011
	星点设计 - 效应面法优选短梗五加叶中金丝桃苷的提取工艺	0.543 ~ 1.278	2010
	不同采收期刺五加叶与无梗五加叶活性成分分析	1.788 ~ 5.428	2010
种子	短梗五加种子中黄酮类化合物研究	2.7329 ~ 3.0833	2009

(2)东莨菪苷。

东莨菪苷化学结构式如图 1.3 所示,属于 O - 苷类化合物。

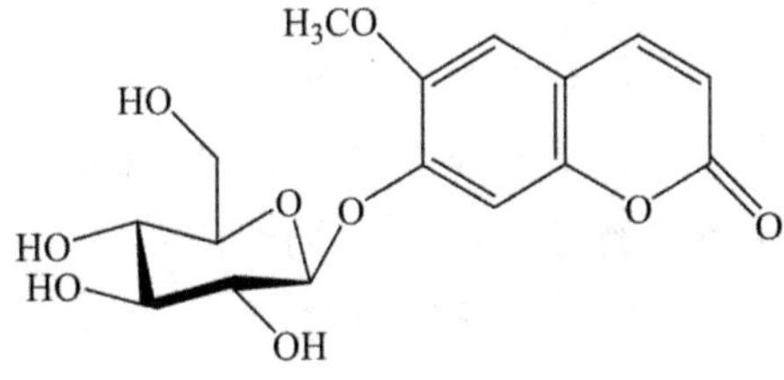

图 1.3　东莨菪苷化学结构式

早在 20 世纪的 80 年代初,叶惠珍等在丁公藤抗风湿有效成分的临床研究中发现,东莨菪苷具有良好的消肿抗炎及镇痛等作用。近年,孔玉珊等的排风藤提取物中东莨菪苷对神经细胞的抗氧化活性研究的结果表明,东莨菪苷具有有效的抗 H_2O_2 介导的氧化损伤作用,具有缓解细胞膜损伤、恢复超氧化物歧化酶(SOD)和谷胱甘肽(GSH)等抗氧化物质的含量,这一发现为新型神经退行性疾病药物的开发和设计提供了参考依据。东莨菪苷同时还具有抗真菌、抑制树木腐烂、抑制单胺氧化酶、抗炎、祛风、止痛、祛痰解痉、抗肿瘤等活性。

2010 年,辽宁中医药大学的硕士生李林在才谦老师的指导下首次在东北地区的短梗五加中鉴定出了东莨菪苷,这一试验结果为短梗五加应用于抗炎和镇痛等药物开发提供了依据。

(3)花色苷。

花色苷广泛存在于各类植物中,其结构式具有典型的C6 - C3 - C6黄酮类骨架结构(图1.4),花色苷是花青素以糖苷键与糖基结合形成的化合物,花青素又称糖苷配基,基本结构为2 - 苯基 - 苯并吡喃,骨架结构各碳位上取代基的不同而导致花色苷结构千差万别,目前从植物中分离得到的花色苷种类超过500种。花色苷具有多种生理活性,如抗氧化、抗肿瘤、抗衰老、保护肝脏、保护视力、保护心血管疾病、降血糖、减肥等。由于其安全无毒、色彩鲜艳、着色效果佳,花色苷广泛应用于食品添加剂、化妆品、保健食品和医药领域。

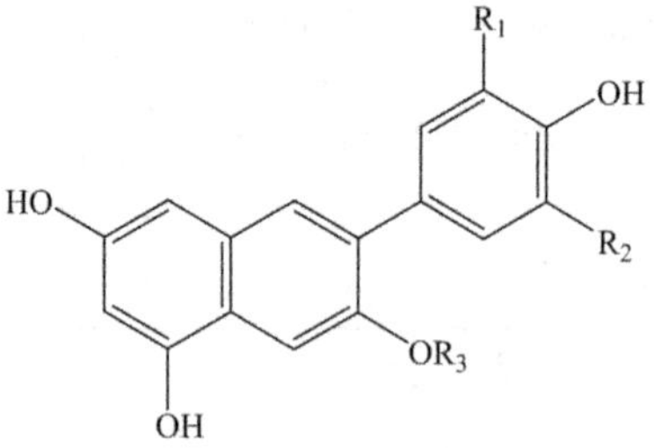

图1.4　花色苷化学结构式

针对东北地区的短梗五加花色苷的研究起步较晚,研究人员少,目前,对短梗五加花色苷的研究尚处于初级阶段,已报道的几篇关于短梗五加中花色苷的相关研究主要集中在花色苷的提取分离、应用和抗氧化活性等方面,包括大孔树脂纯化花色苷、花色苷微球的制备、可食性花色苷油墨应用研究、抗氧化活性及稳定性研究等。

随着对短梗五加功能活性认识不断提高,预计有关短梗五加中天然花色苷的种类、结构鉴定、组成比例、存在形态、结构修饰、功能特征、产品开发等方面将成为研究热点。

(4)紫丁香苷。

紫丁香苷(图1.5)是药用植物刺五加的主要功效成分之一,短梗五加与刺五加同科同属,为了预防药用植物刺五加和非用药植物短梗五加的混用,有研究者对刺五加和短梗五加中的紫丁香含量进行了比对分析,分析结果表明,刺五加样品中紫丁香苷平均含量均超过2 mg/g,短梗五加样品平均含量低于1 mg/g。

紫丁香苷的药理作用主要表现为止血,紫丁香苷作为抗肝毒药物,具有恢复微粒体酶系统的酶活性及抑制脂质过氧化作用,可以促进肝毒物代谢,并改善肝功能,使之正常化。短梗五加中紫丁香苷的含量显著低于刺五加,在开发紫丁香苷药物方面具有劣势，但短梗五加属于新资源食品，可以直接食用，考虑到短梗五加中的紫丁香苷的含量为0.4～1 mg/g，后期直接食用是否能够发挥紫丁香苷的生物学活性作用是一个有待研究的课题，也是开发相关功能食品的基础。

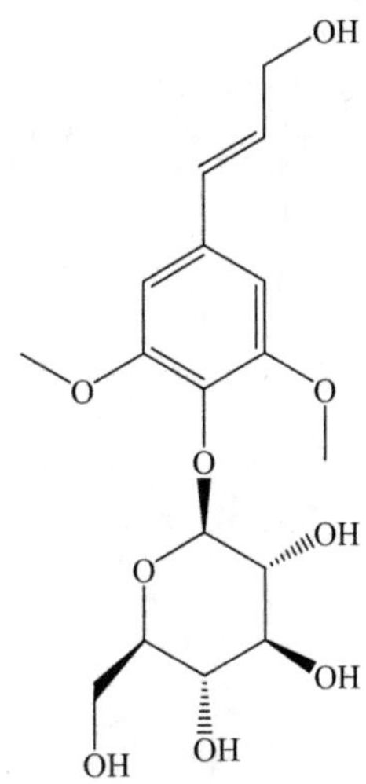

图1.5　紫丁香苷化学结构式

(5)短梗五加中其他糖苷类(表1.2)。

雷军等在短梗五加茎的化学成分研究中首次发现东北丹东地区的短梗五加中含有山柰苷、异秦皮啶－7－O－α－D－吡喃葡萄糖苷、豆甾醇－3－O－β－D－吡喃葡萄糖苷等。才谦等在无梗五加果实中齐墩果酸苷的分离与鉴定研究中首次分离鉴定了多种齐墩果酸苷，杜鹏在短梗五加中分离鉴定了大量糖苷类生物活性成分。

表1.2　短梗五加中含有的其他糖苷类

糖苷类名称	结构式	资料来源
异秦皮啶－7－O－α－D－吡喃葡萄糖苷		短梗五加茎的化学成分研究
豆甾醇－3－O－β－D－吡喃葡萄糖苷		短梗五加茎的化学成分研究

续表

糖苷类名称	结构式	资料来源
齐墩果酸－3－*O*－葡萄糖醛酸甲酯苷		无梗五加果实中齐墩果酸苷的分离与鉴定
齐墩果酸－3－*O*－*β*－D葡萄糖(1→3)－α－L－鼠李糖(1→2)－α－L－阿拉伯糖苷		无梗五加果实中齐墩果酸苷的分离与鉴定
齐墩果酸－3－*O*－*β*－D－葡萄糖醛酸苷		无梗五加果实中齐墩果酸苷的分离与鉴定
齐墩果酸－3－*O*－葡萄糖醛酸正丁酯苷		无梗五加果实中齐墩果酸苷的分离与鉴定
齐墩果酸－3－*O*－α－L－阿拉伯糖苷	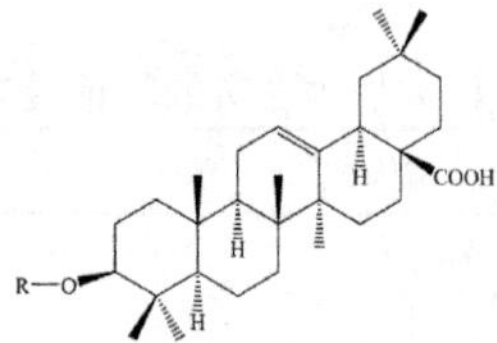	无梗五加果实中齐墩果酸苷的分离与鉴定
山柰苷		短梗五加茎的化学成分研究

续表

糖苷类名称	结构式	资料来源
山柰酚苷	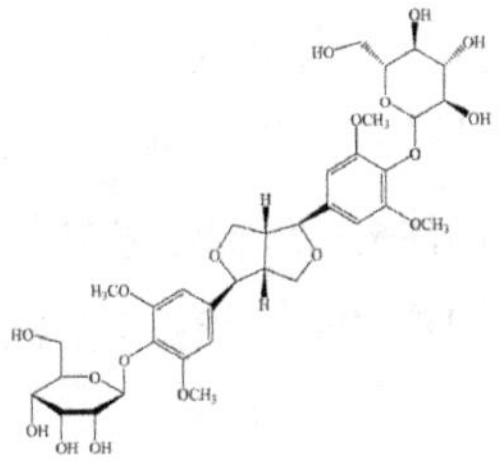	短梗五加茎的化学成分研究
无梗五加苷	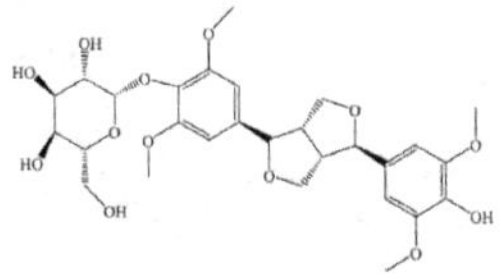	无梗五加根化学成分的 UPLC - MS/MS 分析及与细柱五加、刺五加的比较

1.2.1.2 生物碱

生物碱(alkaloid)是存在于自然界中的一类含氮的碱性有机化合物,大多数有复杂的环状结构,氮素多包含在环内,有显著的生物活性,是中草药中重要的有效成分之一。有些来源于天然的含氮有机化合物,如某些维生素、氨基酸、肽类,习惯上不属于"生物碱"。常见的生物碱有益母草碱、麻黄碱和秋水仙碱等有机胺类生物碱;古豆碱、一叶萩碱等吡咯烷衍生物类生物碱;蓖麻碱、猕猴桃碱等吡啶衍生物类生物碱;喜树碱、奎宁等喹啉衍生物类生物碱;鹿尾草碱、罂粟碱等异喹啉衍生物类生物碱;相思豆碱、毒扁豆碱等吲哚衍生物类生物碱;咖啡因、香菇嘌呤等嘌呤衍生物类生物碱;乌头碱等萜类生物碱;美登素等大环类生物碱。生物碱多为结晶固体,少为粉末;少数常温下为液体,颜色多为无色或白色,少数有色;多具苦味,多无挥发性,少数具挥发性,多为左旋光性。

韩国的 Lee 等在 2002 年从短梗五加果实中发现了一种新的含氮化合物,命名为 sessiline[5 -(5 - oxo - pyrroli - din - 2 - yloxymethyl) - furan - 2 - carbaldehyde(1)](图 1.6)。sessiline 的分离过程是将干果用甲醇提取旋蒸,浸膏用水悬浮后依次用正己烷、氯仿、乙酸乙酯和 n - BuOH 萃取分馏,取乙酸乙酯组分在硅胶柱中用混合溶剂氯仿 - 甲醇梯度洗脱,得到的化合物经核磁、质谱和红外光谱鉴定为新的含氮化合物,命名为 sessiline。该化合物为黄色晶体,其紫外光谱在 223 nm 和 278 nm 处有最大吸收峰,为外消旋体。虽然 sessiline 首次从短梗五加中分离得到,但是有关 sessiline 的生物活性还未见有报道,目前仅有研究者对该化合物进行了人工合成方面的研究。

针对东北地区短梗五加中生物碱的分离鉴定及其活性的研究极为有限，杜鹏在短梗五加果中分离了几种含氮类化合物，包括腺苷、川芎哚、3－羧基川芎哚、3－羟基－L－脯氨酸、1－methyl－1,2,3,4－tetrahydro－β－carboline－3－carboxylic acid 等，但是考虑到从其他各类动植物中分离出的生物碱的种类至少有 1 万种以上，可以推测短梗五加中也应含有丰富的生物碱活性成分，因此，短梗五加中生物碱的分离鉴定及其活性研究将具有巨大的研究空间。

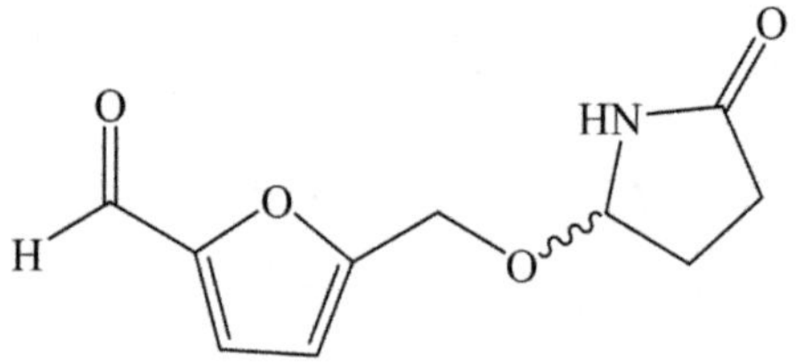

图 1.6　短梗五加中分离的生物碱 sessiline 的化学结构式

1.2.1.3　黄酮类化合物

黄酮类化合物(flavonoids)是植物中分布最广的一类物质，在植物体中通常与糖结合成苷类，小部分以游离态(苷元)的形式存在。黄酮类化合物在植物的生长、发育、开花、结果以及抗菌防病等方面起着重要的作用。其结构是一类具有 2－苯基色原酮结构的化合物，也即以如图 1.7 所示的 C6－C3－C6 为基本碳架的一系列化合物。天然黄酮类化合物母核上常含有羟基、甲氧基、烃氧基、异戊烯氧基等取代基。由于这些助色团的存在，使该类化合物多显黄色。根据三碳键(C3)结构的氧化程度和 B 环的连接位置等特点，黄酮类化合物可分为黄酮类、黄酮醇类、二氢黄酮类、二氢黄酮醇类、异黄酮类、二氢异黄酮类、查耳酮类、二氢查耳酮类、花色素类等。黄酮类化合物中有降低血管的脆性、改善血管的通透性、降低血脂和胆固醇、解肝毒、抗真菌、治疗急、慢性肝炎，肝硬化、止咳、祛痰、平喘、抗氧化、抗菌等活性。

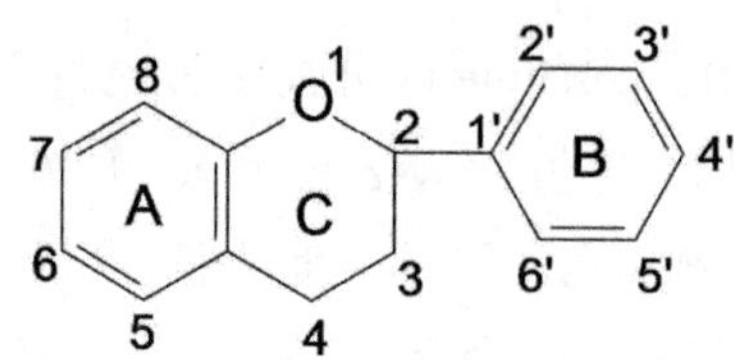

图 1.7　2－苯基色原酮的化学结构式

短梗五加中已报到的活性成分中黄酮类化合物占比最多，几乎包括了所有黄酮类化合物。由于黄酮类化合物在植物体中通常以糖苷类存在，游离的黄酮类化合物很少，短梗五加中发现的典型黄酮类化合物也多是糖苷类的黄酮化合物，这部分已经在前述的糖苷类化合物中做了介绍，这里就例举了比较典型的黄酮类化合物种类（表1.3）。

表1.3　主要黄酮类化合物

序号	名称	结构
1	黄酮（R = H）	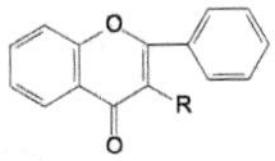
2	黄酮醇（R = OH）	
3	芹菜素	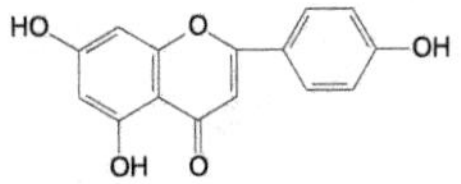
4	木犀草素	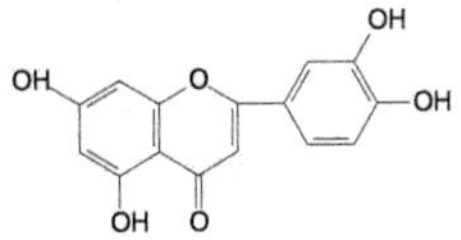
5	山柰素	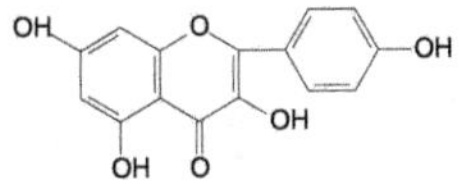
6	槲皮素	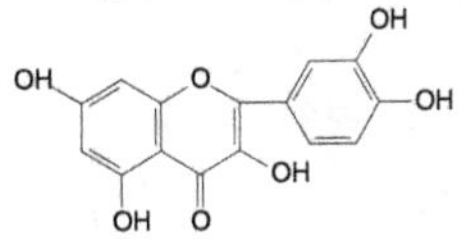
7	二氢黄酮（R = H）	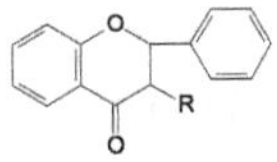
8	二氢黄酮醇（R = OH）	
9	甘草素	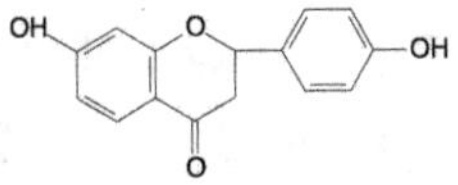
10	二氢槲皮素	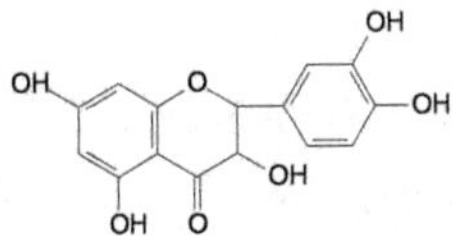
11	二氢桑色素	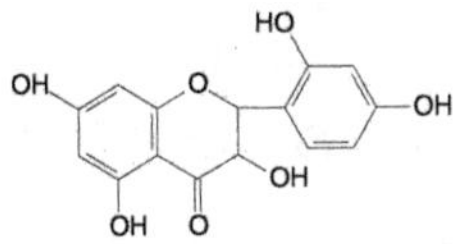

续表

序号	名称	结构
12	异黄酮	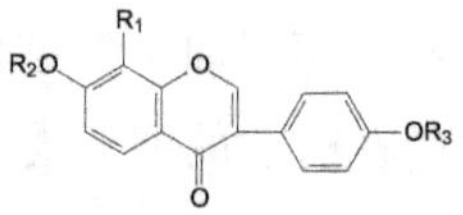
13	儿茶素	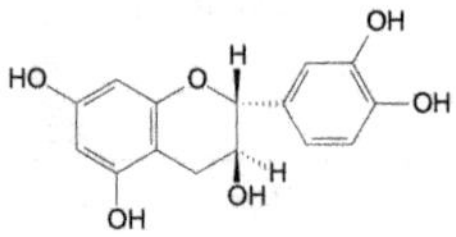
14	花色素	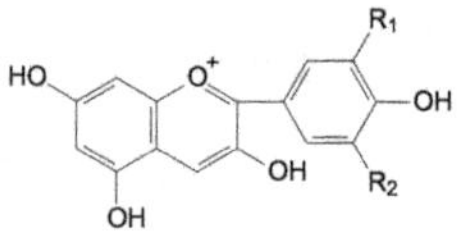
15	双黄酮	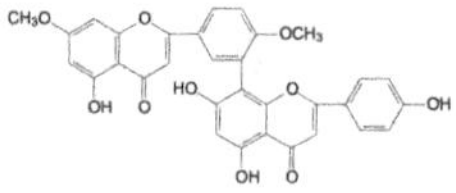
16	高异黄酮	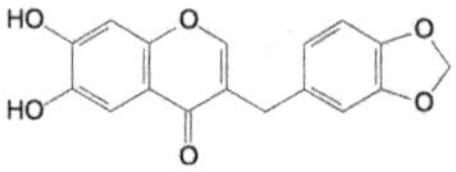
17	黄烷醇	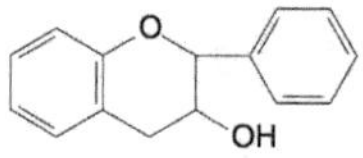

1.2.1.4 萜类化合物

萜类化合物是指具有异戊二烯$(C_5H_8)n$的聚合体及其含氧的饱和程度不等衍生物。萜类化合物在自然界中广泛存在,高等植物、真菌、微生物、昆虫及海洋生物,都有萜类成分的存在。萜类化合物是中草药中的一类比较重要的化合物,已经发现许多化合物是中草药中的有效成分,同时它们也是一类重要的天然香料,是化妆品和食品工业不可缺少的原料。一些化合物还是重要的工业原料,如多萜化合物橡胶是反式链接的异戊二烯长链化合物,是汽车工业和飞机工业的重要原料。

萜类化合物有许多的生理活性,如 祛痰、止咳、祛风、发汗、驱虫、镇痛。天然精油原料中的萜烯和萜类化合物,可用精馏法、直接蒸汽蒸馏法、冻结法和萃取法分离之。

孟永海、杜鹏等多位研究者分别从短梗五加的果实中分离与鉴定了多种三萜类化合物,已分离鉴定的化合物如表1.4所示,包括齐墩果酸、白桦脂醇、白桦脂酸、异五味子酸、甘五酸、22 – α – 羟基 chiisanogenin、异羊脂酸（isomangiferolic acid）、杧果酮酸（mangiferonic acid）、3 – 氧 – 24 – 亚甲基环木菠萝烷醇（3 – oxo – 24 – methylenecycloartan）、23 – 氧 – 24 – 亚甲基环木菠萝烷醇（23 – oxo – 24 – methylenecycloartan）、2 – α – 羟基 chiisanogenin、chiisanogenin、22 – α – 羟基 chiisanoside、五加苷 K 等。

表 1.4　短梗五加中鉴定分离的三萜类化合物

序号	名称	结构
1	22 – α – 羟基 chiisanogenin	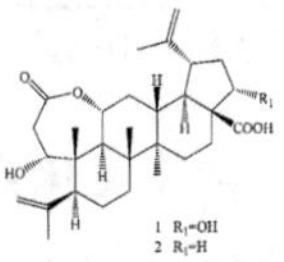
2	chiisanogenin	
3	3 – 氧 – 24 – 亚甲基环木菠萝烷醇	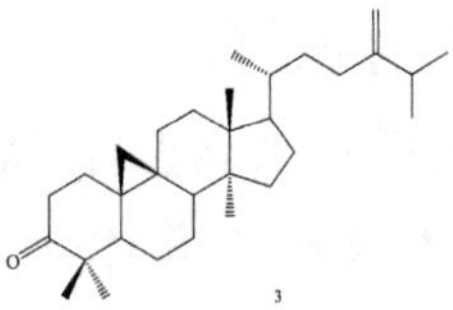
4	杧果酮酸	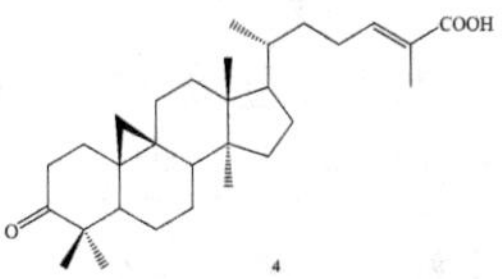
5	异羊脂酸	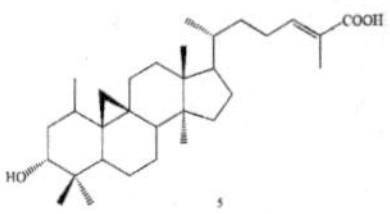
6	齐墩果酸	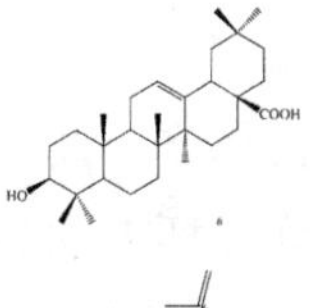
7	白桦脂醇	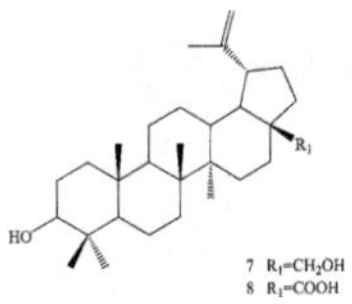
8	白桦脂酸	
9	五加苷 K	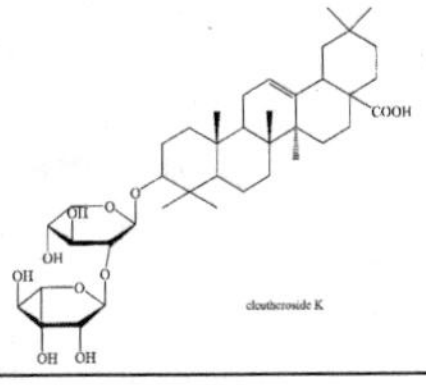

续表

序号	名称	结构
10	22 – α – 羟基 chiisanoside	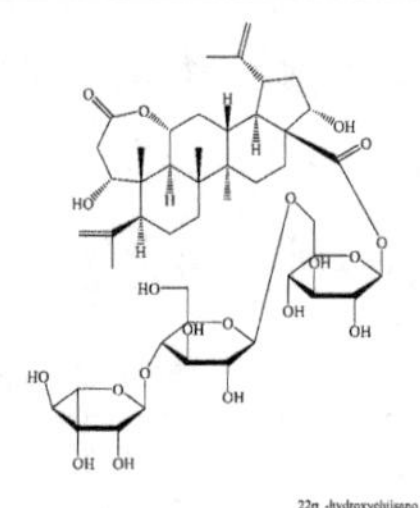

资料来源：孟永海. 中国药师，2016；杜鹏. 苏州大学博士论文，2017.

1.2.1.5 甾体类化合物

甾体类化合物化学结构中都具有甾体母核，即它的基本碳架具有一个“环戊烷并多氢菲”的母核和三个侧链。这类成分的甾体母核上，都在 C_3 有羟基，并可和糖结合成苷，而 C_{17} 侧链上育显著差别，根据 C_{17} 链不同可以分为胆酸类、强心苷、甾醇和昆虫变态激素、C_{21} 甾体类、甾体皂苷和甾体生物碱等。甾体化合物广泛存在于动植物体内，许多具有各种生物活性，它们的应用非常广泛，有些被采用治疗疾病或发展生产，如治疗过敏性疾病的氢化可的松、避孕药黄体酮、利尿剂螺内酯、合成甾体激素的薯蓣皂苷元、强心作用的地高辛、蟾毒甙等都是甾体化合物。

豆甾醇具有多种生物活性，包括显著抑制 A7r5 细胞中血管紧张素Ⅱ（AngⅡ）诱导的活性氧（ROS）的增加、清除及抑制作用自由基、能使大豆磷脂脂质氧化物（FTC）和丙二醛的生成量下降、能明显抑制黑色瘤细胞的生长、抑制癌细胞的增殖和诱导癌细胞凋亡、降低胆固醇的吸收、改善精神病症状、镇痛、抗糖尿病等作用。豆甾醇具有良好的乳化性能，在纸张加工、油墨颜 料分散、纺织品柔软等方面有广泛用途。此外，豆甾醇还可作为原料合成除草剂和杀虫剂。

杜鹏等在短梗五加果中分离鉴定了一种甾体类化合物豆甾醇，鉴定的豆甾醇结构如图 1.8 所示。

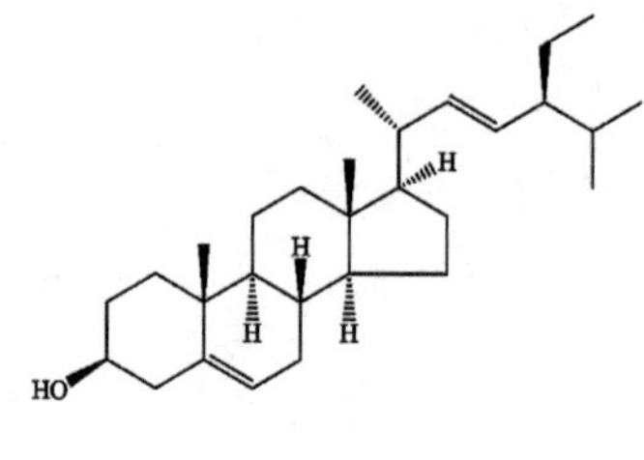

图 1.8　豆甾醇化学结构式

1.2.1.6　醌类化合物

醌类化合物是中药中一类具有醌式结构的化学成分，主要分为苯醌、萘醌、菲醌和蒽醌四种类型。在中药中以蒽醌及其衍生物尤为重要。在东北地区生长的短梗五加中还未见有恩醌类化合物的相关报告。

1.2.1.7　木质素类和苯甲酸类

短梗五加中分离鉴定的木质素和苯甲酸类化合物有多种，包括短梗五加苷E、丁香树脂酚 - 4 - *O* - *β* - D - 吡喃葡萄糖苷、杜仲树脂醇双吡喃葡萄糖苷、松脂醇二吡喃葡萄糖苷、松脂素 - 4 - *O* - *β* - D - 吡喃葡萄糖苷、(7S，8R) - urolignoside、新短梗五加酚、(+) - 1 - hydroxypinoresinol - 1 - *O* - *β* - D - glucoside 等。苯甲酸类化合物包括蛇菰宁、(7S，8R) dihydrodehydrodiconiferyl alcohol、4 - *O* - *β* - D - glucopyranoside、berchemol - 4′ - *O* - *β* - D - glucoside、落叶松脂醇 - 4、4′ - *O* - *β* - D - 吡喃葡萄糖苷、icariside E3、(75，8R)赤型 - 7，9，9′ - 三羟基 - 3，3′二甲氧基 - 8 - *O* - 4′ - 新木脂素 - 4 - *O* - *β* - D - 葡萄糖苷等。

1.2.1.8　挥发性化学成分

吴迪等采用顶空固相微萃取(HS - SPME)和气质联用(GC - MS)技术分析了短梗五加果中 56 种挥发性成分，其中萜烯类 25 种、醇类 7 种、烷类 6 种、酯类 5 种、醛类 3 种、酮类 3 种、酸类 1 种，其他挥发性物质 6 种。宋洋等从无梗五加的根中分离确认了 29 种挥发油成分(表 1.5)，主要为萜烯类及其衍生物，其中相对含量 较高的成分有香橙烯、反式 - 橙花叔醇、金合欢醇 、镰叶芹醇等。其中含量较高的金合欢醇具有消炎健胃作用，民间用于治疗风湿扭伤等病。

表 1.5　无梗五加根挥发油化学成分及其相对含量

化合物	化学式	相对分子质量	相对含量/%
己酸	$C_6H_{12}O_2$	116	0.63
辛醛	$C_8H_{16}O$	128	0.34
5 - 甲基 - 2 - (1 - 异丙基) - 环己醇	$C_{10}H_{26}O$	156	0.97
辛酸	$C_8H_{16}O_2$	160	0.51
水杨酸甲酯	$C_8H_8O_3$	152	0.75
6,10 - 二甲基 - 5,9 - 十二烯二烯 - 2 - 酮	$C_{13}H_{22}O$	194	1.73
γ - 新丁香三环烯	$C_{15}H_{20}$	204	1.11
香橙烯	$C_{15}H_{24}$	204	51.41
古芸烯	$C_{15}H_{24}$	204	2.02

续表

化合物	化学式	相对分子质量	相对含量/%
佛手柑油烯	$C_{15}H_{24}$	204	0.34
金合欢烯	$C_{15}H_{24}$	204	0.67
反式-橙花叔醇	$C_{15}H_{24}O$	220	7.99
喇叭茶醇	$C_{15}H_{26}O$	222	0.91
斯巴醇	$C_{15}H_{24}O$	220	0.24
α-没药醇	$C_{15}H_{26}O$	222	0.79
肉豆蔻醛	$C_{15}H_{28}O$	212	0.27
(-)-桉油烯醇	$C_{15}H_{24}O$	220	0.34
石竹烯氧化物	$C_{15}H_{24}O$	220	0.27
十七烷	$C_{17}H_{36}$	240	0.38
金合欢醇	$C_{15}H_{26}O$	222	9.47
金合欢醛	$C_{17}H_{28}O_2$	264	1.10
邻苯二甲酸二异丁酯	$C_{16}H_{22}O_4$	278	0.95
9,7-二烯-十八烷	$C_{18}H_{32}O$	264	0.59
棕榈酸甲酯	$C_{17}H_{34}O_2$	270	0.31
十八烷	$C_{38}H_{68}O_8$	652	0.57
镰叶芹醇	$C_{17}H_{24}O$	244	5.40
二十三烷	$C_{23}H_{48}$	324	1.31
3,7,11,16-四甲基-1-醇-2,6,10,14-四烯-十六烷	$C_{20}H_{34}O$	290	1.62
3,7,11-三甲基-1,6,10-十二碳三烯-3-醇	$C_{15}H_{26}O$	222	0.33

资料来源:宋洋. 山西医药杂志,2014.

1.2.2 短梗五加的主要功能活性

1.2.2.1 抗炎和镇痛作用

短梗五加的不同部位,如根、叶、果实、花和它们的活性成分,被用于治疗多种疾病。包括短梗五加醇提取物能显著地抑制角叉莱胶性足肿胀等消炎止痛的作用、阻断由肥大细胞引起的炎症的发展、抑制脂多糖(LPS)刺激下促炎症细胞因子(包括 TNF-α、IL-6 和 IL-12)的分泌、抑制 NO 的产生、通过抑制活化蛋

白 - 1 和/或 NF - κB 活性来抑制促炎性介质。

1.2.2.2　抗肿瘤活性

五加皮提取物(AGE)明显抑制肿瘤细胞的增殖,这是通过延缓肿瘤细胞的增殖率的磷酸化视网膜母细胞瘤(Rb)蛋白和细胞周期蛋白依赖性激酶(CDKs)活性的影响。AGP 抑制实体肉瘤的生长、增强巨噬细胞的吞噬作用、诱导癌细胞凋亡起到抑制肿瘤的作用。

1.2.2.3　抗疲劳作用

短梗五加通过增加乳酸脱氢酶(LDH)延缓肌肉中乳酸的积累,以保护肌肉。这些都可以有效地预防血液尿素氮(BUN)浓度的增加及脂肪利用的增长,具有强效的缓解身心疲劳的能力。茎皮提取物(ASSE)能延长小鼠疲劳前游泳时间,并降低血乳酸和血清尿素氮的含量。通过抑制 5 - 羟色胺(5 - HT)的合成和色氨酸羟化酶(TPH)的表达,缓解运动性疲劳。

1.2.2.4　抗氧化作用

短梗五加的活性是由于它具有高浓度的酚类和黄酮类化合物,茎水提取物显著地增加了抗氧化酶活性,如肝细胞内超氧化物歧化酶、过氧化氢酶和谷胱甘肽过氧化物酶。短梗五加果实多糖对氧自由基和羟基自由基具有清除作用,同时具有抗油脂的氧化能力。

1.2.2.5　其他作用

在密闭无空气流通的环境下给小鼠灌胃短梗五加果多糖,发现给予果多糖量多的小鼠存活时间长,说明短梗五加果多糖有抗缺氧的作用;宋洋等采用大鼠动 - 静脉旁路血栓模型对短梗五加果实的抗血栓活性进行研究发现,在连续灌胃短梗五加醇提物 15d 后,其抗血栓活性随灌胃剂量增加而提高,同时用血小板凝集仪检测到血小板的凝集活性下降,表现出明显的体内抗血栓和抗血小板凝集活性;另外朝鲜五加叶的甲醇提取物分离得到的化合物显著增加成骨细胞 MC3T3 - E1 细胞的生长,并引起成骨细胞分化的显著升高。

参考文献

[1]马艺溢,王福蕾,宋洋. 无梗五加果化学成分、质量控制及药理活性研究进展[J]. 中国药师, 2016,19(9):1743 - 1747.

[2]冯颖,张彬. 大孔树脂纯化无梗五加果花色苷工艺的研究[J]. 沈阳农业大学学报,2014,45(2):164 - 169.

[3]雷军,陈屏,许旭东,等.短梗五加茎的化学成分研究[J].中国药学杂志,2014,49(18):1595-1598.

[4]杨诗婷,王晓倩,廖广辉.金丝桃苷的药理作用机制研究进展[J].中国现代应用药学,2018,35(6):947-951.

[5]魏欣,杨金霞,孙雅晴,等.UPLC-MS/MS法同时测定木蝴蝶中10个有效成分[J].中草药,2020,51(8):2221-2225.

[6]原江锋,胡金婉,王大红,等.不同产地连翘叶花中主要活性成分的含量分析[J/OL].天然产物研究与开发:1-18[2020-05-04].http://kns.cnki.net/kcms/detail/51.1335.Q.20200326.1427.012.html.

[7]胡玉,周光明,罗庆红,等.胶束萃取-浊点预富集-高效液相色谱法同时测定山楂中9种酚酸和黄酮类化合物含量[J].中国中医药信息杂志,2020,27(5):58-64.

[8]姚天宁,张倩倩,陈贵林,等.蒙古黄芪花化学成分的分离鉴定及其抗氧化活性的研究[J].内蒙古大学学报(自然科学版),2020,51(1):92-96.

[9]卢李倩,潘红波,徐妮娜,等.高效液相色谱法测定千里光药材中的绿原酸和金丝桃苷含量[J].中国处方药,2019,17(1):42-44.

[10]冯素香,高宁宁,赵迪,等.HPLC法同时测定不同产地金花葵中6个成分的含量[J].沈阳药科大学学报,2019,36(2):118-122.

[11]陈月桃,吕伟旗,潘晨曦,等.9省市19个产地野马追中2种活性成分测定及相关性分析[J].中成药,2019,41(2):373-377.

[12]朱瑜,吴建华,杨剑,曾芸,韦英益,胡庭俊.辣蓼黄酮分离提取及3种黄酮类组分定量分析[J].辽宁中医药大学学报,2019,21(4):50-53.

[13]王靖雯,徐伟,肖朝江,董相,姜北.灰毛康定黄芪地下部分化学成分研究[J].中草药,2019,50(7):1527-1531.

[14]叶恒,孙帅婷,葛会奇.HPLC法同时检测刺五加叶中原儿茶酸、绿原酸、刺五加苷E、金丝桃苷及槲皮苷的含量[J].辽宁科技学院学报,2019,21(2):18-20.

[15]于红红,高晓燕.基于UPLC-Q-TOF/MS~E快速分析绵茵陈中化学成分[J].中南药学,2019,17(5):656-661.

[16]郝晓倩,王进东,卫罡,等.黄刺玫果提取物中几种化合物的含量测定[J].山西医科大学学报,2019,50(5):621-625.

[17]陈洪璋,李伟,肖苏尧,等.桉叶提取物中抗氧化活性物分离纯化、结构

鉴定及其活性的研究[J]. 现代食品科技,2018,34(4):94 - 101 + 87.

[18]刘慧敏,郑芳,朱雪松,等. "武当一号"山银花藤中 4 种黄酮类成分的含量测定[J]. 中南药学,2018,16(12):1754 - 1758.

[19]王雪,蒋志涛,严国俊,等. UPLC - MS/MS 法同时测定垂盆草总黄酮中 8 种成分的含量[J]. 中国药房,2018,29(9):1222 - 1226.

[20]张烊烊,孙宝平,张文婷,等. 金背杜鹃叶化学成分研究[J]. 中南药学,2018,16(6):738 - 741.

[21]郑毓珍,卢静华,孙玉琦. HPLC 法同时测定白梅花中 6 种黄酮类成分[J]. 中成药,2018,40(9):2007 - 2010.

[22]刘玉强,才谦. HPLC 同时测定无梗五加果实中金丝桃苷和槲皮素 - 4′- O - β - D - 半乳糖苷的含量[J]. 药物分析杂志,2013,33(2):206 - 209.

[23]李春芳,刘汶,曲佳琳,等. 短梗五加果提取物中总黄酮、总酚及 3 种指标成分的含量测定[J]. 沈阳药科大学学报,2011,28(10):801 - 806.

[24]李林,才谦. HPLC 法同时测定无梗五加果实中金丝桃苷和东莨菪内酯的含量[J]. 亚太传统医药,2010,6(5):25 - 27.

[25]郑颖. 无梗五加叶化学成分的研究[D]. 中国农业科学院,2012.

[26]陆珞. 刺五加叶与无梗五加叶生药学比较研究[D]. 吉林农业大学,2011.

[27]陆珞,关键,蔡恩博,等. 星点设计 - 效应面法优选短梗五加叶中金丝桃苷的提取工艺[J]. 食品科学,2010,31(18):46 - 49.

[28]蔡恩博,张崇禧,雷冰,等. 不同采收期刺五加叶与无梗五加叶活性成分分析[J]. 中国药学杂志,2010,45(3):175 - 178.

[29]邓晓宇. 短梗五加种子中黄酮类化合物研究[D]. 辽宁中医药大学,2009.

[30]李林. 无梗五加果实化学成分的研究[D]. 辽宁中医药大学,2010.

[31]孔玉珊,黄少兰,谢明霞,等. 排风藤提取物中东莨菪苷对神经细胞的抗氧化活性研究[J]. 天然产物研究与开发,2014,26(6):943 - 946.

[32]叶惠珍,范椰新,刘植蔚,等. 丁公藤抗风湿有效成分的研究[J]. 中草药,1981,12(5):5 - 7.

[33]由璐,隋茜茜,赵艳雪,等. 花色苷分子结构修饰及其生理活性研究进展[J]. 食品科学,2019,40(11):351 - 359.

[34]邵信儒,孙海涛,姜瑞平,等. 短梗五加果花色苷微球的制备及其缓释效

果评价[J]. 食品科学,2015,36(22):40 - 45.

[35]雷军,陈屏,许旭东,等. 短梗五加茎的化学成分研究[J]. 中国药学杂志,2014,49(18):1595 - 1598.

[36]Real - Sandoval Samantha Alejandra, GutiÃ © rrez - LÃ³pez Gustavo F., DomÃnguez - LÃ³pez AarÃ³n, Paniagua - Castro Norma, Michicotl - Meneses Maria Monica, Jaramillo - Flores Maria Eugenia. Downregulation of proinflammatory liver gene expression by Justicia spicigera and kaempferitrin in a murine model of obesity - induced by a high - fat diet[J]. Journal of Functional Foods,2020,65(C).

[37]宋洋,冯雪松. 无梗五加根化学成分的 UPLC - MS/MS 分析及与细柱五加、刺五加的比较[J]. 药物分析杂志,2014,34(6):958 - 965.

[38]Lee Sanghyun, Ji Jun, Shin Kuk Hyun, Kim Bak kwang. Sessiline, a new nitrogenous compound from the fruits of Acanthopanax sessiliflorus. [J]. Planta medica,2002,68(10).

[39]孟永海,王欣慰,吴琼,等. 短梗五加果中的三萜类化合物分离与鉴定[J]. 中国药师,2016,19(3):460 - 463.

[40]吴迪,陈亮,辛秀兰,等. HS - SPME - GC - MS 分析短梗五加挥发性成分[J]. 江苏农业科学, 2012,40(6):298 - 299 + 365.

[41]宋洋. 无梗五加根挥发油提取工艺的优化及其化学成分研究[J]. 山西医药杂志,2014,43(5):487 - 489.

第二章 天然活性成分提取分离鉴定方法

2.1 天然产物化学成分提取分离

天然产物化学成分十分复杂，当这些成分混合在一起时，要想对他们进行比较全面的分析和正确了解，一般应先进性预实验以初步了解所含成分情况，然后再进行有计划、有针对性的提取和分离。天然产物成分预试验方法的基本原理是根据各成分极性的不同，先系统地分成几个不同的部分，然后利用显色反应或沉淀反应，或结合纸色谱、薄板色谱，定性判断各部分中可能含有的化合物类型。

根据相似相溶的原理，极性大的成分在极性溶液中溶解极大，极性小的成分则易溶于非极性溶液。选择适当的溶液，极性由小到大，或由大到小，可顺次将极性比较相似的成分分开。常用溶剂的极性次序为（从小到大）石油醚 < 环己烷 < 苯 < 氯仿 < 乙醚 < 乙酸乙酯 < 正丁醇 < 丙醇、乙醇 < 甲醇 < 水 < 含盐水。

实际工作中，根据水可提取极性物质，石油醚可提取非极性物质，醇能提取大部分成分的特点，采用石油醚、水、95%乙醇的三段法进行粗分，提高工作效率。生物碱常用碘化铋钾（Dragendorff 试剂）时显棕黄色或橘红色沉淀；黄酮乙醇液加 Mg 粉，滴入浓盐酸后振荡在泡沫处呈桃红色，或于 1% $AlCl_3$ 乙醇溶液呈有色荧光；皂苷、强心苷、甾体等在乙醇溶液中于浓 H_2SO_4 反应后显各种红紫色，皂苷水溶液振荡时能产生大量泡沫；有机酸与溴酚蓝反应呈黄色；酚类与 $FeCl_3$ 显紫色、蓝色；糖和苷与菲林试剂作用有砖红色 Cu_2O 沉淀。

2.1.1 天然产物化学成分的系统分离

系统分离是选择一系列的分离措施，将性质相近的组分集中在一起提取出来，以便分别于临床、动物实验、检测等相配合，确定该部分是否有效。对无效部分暂不追踪，对有效部分视具体情况再进行分离，找出关键部分，这是系统分离的目的。系统分离包括粗分阶段和细分阶段。粗分阶段又称作部分分离，为大类物质的分离，如皂苷、蛋白质等；细分阶段也称作组分分离。

2.1.2 提取天然产物的常用方法

2.1.2.1 溶剂法

用溶剂提取植物有效成分是常用浸渍法、渗漉法、煎煮法、回流提取法和连续回流提取法等。

从固体混合物中萃取所需要的物质时把固体混合物先进行研细，放在容器里，加以适当溶剂，让其在常温或加热下浸泡，经常振荡或搅拌，到一定时间后，将浸出液过滤，残渣加以压榨使浸渍液和残渣分开。残渣可再加入溶剂反复浸渍。若被提取的物质特别容易溶解，也可以把固体混合物放在有滤纸的锥形漏斗中，用溶剂洗涤。这样，所要萃取的物质就可以在溶剂里而被滤取出来。如果萃取物质的溶解度很小，用洗涤方法要消耗大量的溶剂和很长的时间，在这种情况下，一般用索氏提取器来萃取。

溶剂萃取法常用的溶剂中，水是取之不尽、用之不竭的溶剂，但用水提取，提取液中的杂质较多，如无机盐、蛋白质、糖和淀粉等，给进一步分离带来许多困难，还常含有黏液，浓缩时会产生泡沫，因此，采用几种不同极性的溶剂分步提取，选择三四种不同极性的溶剂，由低极性到高极性分步进行提取，是各部分依其在不同极性溶剂中的溶解度差异而得到分离。一般先采用极性低的、与水不相融合的有机溶剂，如石油醚、苯、氯仿、乙醚和乙酸乙酯等提取，植物中的大多数成分都可用有机溶剂来提取，有些化合物虽能溶于水，为了减少水溶性杂质，也常用有机溶剂提取。

利用混合物中的各成分在两种互不相溶的溶剂中，由于分配系数不同而达到分离的目的，萃取时如果各成分在两相溶剂中分配系数相差越大，则分离效率越高，若所需成分是脂溶性，可用有机溶剂如苯、氯仿或乙醚与水进行液液萃取，可除去水溶性物质如糖类、无机盐等。

2.1.2.2 水蒸气蒸馏法

此法适用于能随水蒸气蒸馏而不被破坏的植物成分的提取，这些化合物与水不相混溶或仅微溶，当水蒸气加热沸腾时，能将该物质通过水蒸气带出。譬如植物中的挥发油以及对一些在水中溶解度较大的挥发性成分等。

2.1.2.3 吸附法

一种是吸附除去杂质，一种是吸附所需物质。常用的吸附剂有氧化铝和活性炭等。

2.1.2.4　沉淀法

利用某些植物成分与某些试剂产生沉淀的性质而进行分离或除去“杂质”的方法即为沉淀法。对所需成分来讲,这种沉淀反应是可逆的。

2.1.2.5　盐析法

盐析法通常是往植物水提取液中加入易溶性无机盐至一定浓度或达到饱和状态,使某些成分在水中的溶解度降低,沉淀析出或被有机溶剂提取出,常用的化合物如氯化钠、氯化铁、硫酸钠、硫酸镁等。

2.1.2.6　透析法

透析法是利用小分子物质在溶液中可通过半透膜,而大分子物质不能通过半透膜的性质而达到分离的方法,常用于纯化皂苷、蛋白质和多糖等化合物。用透析法可以除去其中无机盐、单糖、双糖等。也可将大分子的杂质留在半透膜内,而小分子物质通过半透膜进入膜外溶液,从而加以分离精制,透析是否成功与膜孔的大小密切相关,根据欲分离成分分子的大小选择适当规格的透析膜,常用的有动物膜(如猪、牛的膀胱),火棉胶膜、蛋白质胶膜和玻璃纸膜等。

2.1.2.7　升华法

植物中凡具有升华性质的化合物,均可用此法进行纯化,例如樟木中樟脑(camphor),茶叶中的咖啡因以及存在于植物中的苯甲酸等成分。升华法简单易行,但往往不完全,常伴有分解现象,产率低。

2.1.3　天然产物的分离与精制

提取得到的有些混合物尚需进一步分离及精制。常用方法有根据物质溶解度差别进行分离,如结晶及重结晶、沉淀析出酸提碱沉法等;根据物质在两相溶剂中的分配比不同进行分离,如液－液萃取法及液－液分配色谱等;根据物质的吸附性差别进行分离,如固－液吸附、物理吸附、化学吸附及半化学吸附等,常用吸附剂有活性炭、硅胶、氧化铝、聚酰胺、大孔吸附树脂等;根据物质分子大小进行分离,如透析法、凝胶过滤法、超滤法、超速离心法等;根据物质解离程度不同进行分离,如离子交换法(表2.1)。

(1) 根据物质溶解度差别进行分离。

在溶液中加入另一种溶剂以改变混合剂的极性,使一部分物质沉淀析出,从而实现分离。如水提醇沉法,在药材浓缩水提取液中加入数倍量高浓度乙醇,使沉淀而除去多糖、蛋白质等水溶性杂质;醇提水沉法,在浓缩乙醇提取液中加入数倍量水稀释,放置使沉淀而除去树脂、叶绿素等水不溶性杂质;醇提醚沉法,在乙醇浓缩液中加数倍量乙醚,可使皂苷沉淀析出,而脂溶性的树脂等杂质则留在母液中。对酸性、碱性或两性有机化合物来说,常可通过加入酸、碱以调节溶液的 pH 值,改变分子的存在状态,通过改变溶解度而实现分离。如酸提碱沉法和碱提酸沉法等,一些碱性成分用酸水从药材中提出后,加碱至碱性,可沉淀析出;酸性物质可以碱提酸沉获取。酸性或碱性化合物还可通过加入某种沉淀试剂使之生成不溶水性的盐类沉淀析出。例如酸性化合物可生成钙盐、钡盐、铅盐等;碱性化合物如生物碱等,可生成苦味酸盐、苦酮酸盐等有机酸盐或磷钼酸盐、磷钨酸盐、雷氏盐等无机酸盐。得到的有机酸金属盐类(如铅盐)沉淀悬浮于水或含水乙醇中,通入硫化氢气体进行复分解反应,使金属硫化物沉淀后,即可回收得到纯化的游离的有机酸类化合物。

(2)根据物质在两相溶剂中的分配比不同进行分离。

常见的方法有液 - 液萃取法及液 - 液分配色谱等。两种相互不能任意混容的溶剂置于分液漏斗中进行充分振摇,放置后即可分成两相。是否可以采用液 - 液萃取的方法,主要是考虑物质在两相溶剂的分配系数和分离因子,如果两种物质的分配系数为 10 和 0.1,则在一次分配中即可实现 90% 以上的分离。对酸性,碱性及两性化合物来说,分配比还受到溶剂系统 pH 的影响。因为 pH 的变化可以改变他们的存在状态,从而影响在溶剂系统中的分配比。比如,酸性物质在酸性条件下为非解离状态,碱性物质则呈解离状态存在,因此,采用适当的 pH 缓冲液与有机溶剂进行处理,可使酸性、碱性、中性及两性物质得以分离。

加压溶剂提取又名加压流体萃取(PFE)、加速溶剂萃取(ASE)等,该法(图 2.1)是一种在较高温度和压力的条件下,用有机溶剂萃取固体或半固体样品的自动化方法。加压溶剂提取广泛应用于天然产物分析、食品、检验等领域,加压溶剂提取技术的主要原理是在密闭容器内,通过 N_2 升高压力使提取溶剂的沸点随之升高,从而使提取过程在高于正常溶剂沸点的温度而溶剂仍能维持液体状态。高温可以提高溶剂的溶解度;加快分子扩散的速度,提高化学成分的传质提取过程;温度可破坏化学成分与基质间的交互作用,较快完成解吸附过程,维持物料表面平衡;降低溶剂的表面张力与黏度,增强渗透性和润湿基质的能力,提高提取效率。而高压使得整个提取过程在一个较高的压力条件下进行,使提取溶剂在高于其沸点的温度下仍能维持液体状态而增加溶剂对化学成分的穿透性;能破坏物料细胞壁,促进溶剂扩散和浸润物料的过程,使物料毛细孔内迅速充满溶剂,提高提取率。此外,高压环境使得溶剂较易进入基质表面的水膜,完成提取过程。

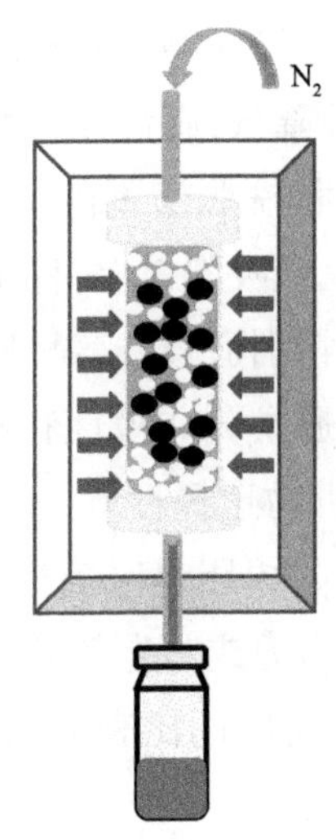

图 2.1　加压溶剂提取法模式图

提取过程主要由 7 个步骤组成:提取容器的负载、填充有机溶剂、加热、静态提取、置换有机溶剂、排空提取液、提取管的卸载。由于提取容器中钢玻底片和纤维素滤膜自带的滤过功能,并且提取溶剂选用的是色谱纯,所以提取液一般情况下不需要特别处理,只需用微孔滤膜滤过就能直接上柱分析。加压溶剂提取法与其他溶剂萃取技术相比,具有自动化程度高、萃取时间短、萃取溶剂用量少、萃取过程密闭、对人体危害小、环境污染少、样品适应性强、提取效率高、重现性好、操作模式多样化以及操作过程自动化等优点。PLE 的提取效率远远高于超声波和索氏提取方法,尤其是化合物的提取加压溶剂提取法 PLE 几乎达到传统提取方法的两倍。并且消耗少量的提取溶剂与提取时间。

已发表的加压溶剂提取法提取分离的物质有儿茶素类多酚、花青素、总异黄酮、苷类、雷公藤甲素、香菇多糖、木脂素、类胡萝卜素、生物碱等。

(3)根据物质的吸附性差别进行分离。

在天然产物分离及精制工作中,有物理吸附、化学吸附及半化学吸附等。物理吸附也叫表面吸附,是因构成溶液的分子(含溶质及溶剂)与吸附剂表面分子的分子间力的相互作用所引起,其特点是无选择性,吸附与解吸附过程可逆,且可快速进行,如采用硅胶、氧化铝及活性炭为吸附剂进行的吸附色谱即属于这一类型。化学吸附,如黄酮等酚酸性物质被碱性氧化铝的吸附,或生物碱被酸性硅胶的吸附等,具有选择性。半化学吸附,如聚酚胺对黄酮类、醌类等化合物之间的氢键吸附,力量较弱,介于物理吸附与化学吸附之间。活性炭因为是非极性吸附剂，故与硅胶、氧化铝相反，对非极性物质具有较强的亲和能力，在水中对溶质表现出强的吸附能力。溶剂极性降低，则活性炭对溶质的吸附能力也随之降低，故从活性炭上洗脱被吸附物质时，洗脱溶剂的洗脱能力将随溶剂极性的降低而增强。聚酰胺吸附色谱法属于氢键吸附，是一种用途十分广泛的分离方法，极性物质与非极性物质均可适用，但特别适合分离酚类、醌类、黄酮类化合物。大孔吸附树脂一般为白色球形颗粒状，通常分非极性和极性两类。因其理化性质稳定，不溶于酸、碱及有机溶剂，对有机物选择性好，不受无机盐等离子和低分子化合物的影响，被广泛应用。大孔吸附树脂是吸附性和分子筛性原理相结合的分离材料，它的吸附性是由于范德华引力或产生氢键的结果，分子筛性是由于其本身多孔性结构所决定的。大孔吸附树脂的比表面积、表面电性、能否与化合物形成氢键等是性能优劣的条件。

(4)根据物质分子大小进行分离。

天然产物分子大小各异，相对分子质量从几十到几百万。可根据这一特性，用透析法、凝胶过滤法、膜超滤法、超速离心法等将其分离，以上方法主要用于水溶性大分子化合物，如蛋白质、核酸、多糖类的脱盐精制及分离工作，对分离小分子化合物则不太适用。

(5) 根据物质解离程度不同进行分离。

具有酸性碱性及两性基因的分子，在水中多呈解离状态，据此可用离子交换法或电泳技术进行分离，包括离子交换法分离物质，离子交换法以离子交换树脂作为固定相，以水或含水溶剂作为流动相。当流动相流过交换柱时，与离子交换树脂不能发生交换的离子将通过柱子从柱底流出，而可发生交换的离子则与树脂上的交换基团进行离子交换并吸附到柱上，随后改变条件，用适当溶剂将其从柱上洗脱下来，即可实现物质分离。

表2.1　短梗五加活性成分提取分离方法

提取方法	提取成分	参考文献
取3 kg短梗五加果干品，浸泡在45 L 50%乙醇溶液中，80 ℃回流提取2次，所得提取液经300目滤布过滤后，减压回收乙醇进行冻干得提取物	多酚	肖凤艳，高磊，赵子健，栾畅，段翠翠，赵玉娟，李盛钰. 短梗五加果多酚提取工艺优化及抗疲劳作用[J]. 食品科学，2018，39(22)：235－240.
短梗五加根茎，60 ℃烘干，粉碎过45目筛，石油醚脱脂，在一定料液比、乙醇浓度等条件下进行超声提取，过滤后滤液减压浓缩，用水饱和正丁醇溶液萃取过夜；分离出正丁醇相，经减压浓缩、真空干燥后得短梗五加总皂苷	总皂苷	李健，谢晶，刘宁，李廷利. 响应面法优化短梗五加总皂苷的超声提取工艺[J]. 食品工业科技，2016，37(24)：272－277.

续表

提取方法	提取成分	参考文献
将短梗五加叶干燥并粉碎，过筛。精确称取粉末样品 0.5 g，置于 50 mL 三角瓶中，精密加入一定量的酶，加入纯化水 15 mL，在 30 ℃恒温水浴锅中反应 10 min，再加入无水乙醇 15 mL，在超声波发生器中提取 30 min，静置并冷却至室温，滤过获得滤液，经色谱分离获得	金丝桃苷	蔡恩博，许京，郑小曼，王亚楠，王大龙，郑曼玲，刘享享，赵岩. 复合酶法辅助提取短梗五加叶中金丝桃苷[J]. 医药导报，2016，35(6)：636 – 639.
将短梗五加果清洗干净，用烘干机 50 ℃烘干，再用粉碎机粉碎过 20 目筛，精确称取短梗五加果粉末，在料液比 1 : 10(g/mL)、pH 2、体积分数 40% 的乙醇溶液、60 ℃的超声温度、160 W 的超声功率、超声时间 40 min 的条件下进行超声波辅助浸提，静置过滤，使用离心机 4 000 r/min 离心 10 min，收集上清液	花色苷	邵信儒，郭启慧，孙海涛，姜瑞平，徐晶. 大孔树脂纯化短梗五加果花色苷[J]. 食品工业，2016，37(4)：38 – 41.
将短梗五加果(5 kg) 用 75% 的乙醇溶液回流提取 3 次，每次 50 min，滤过，合并滤液，减压回收溶剂至稠膏状，将稠膏上大孔树脂，分别用 95% 乙醇、60% 乙醇、30% 乙醇、水依次冲洗，分别减压回收溶剂得到相应的提取物。30% 乙醇洗脱的提取物经硅胶柱梯度洗脱、半制备型色谱柱、反相柱色谱以及制备型 HPLC 等分离技术与方法对样品进行分离	川芎哚等 9 种化合物	孟永海，王欣慰，吴高松，郭江涛，姜海，翟春梅，杨春娟，宋洋，王知斌. 短梗五加果中化学成分的分离和鉴定[J]. 中医药学报，2016，44(2)：13 – 16.
将短梗五加果(5 kg) 用 75% 的乙醇溶液回流提取 3 次，提取液真空减压回收，得乙醇提取物。提取物依次经乙酸乙酯、正丁醇萃取，得乙酸乙酯萃取物。乙酸乙酯萃取物经硅胶柱色谱梯度洗脱，得到 12 个馏分	分离得到 7 个木脂素类化合物	孟永海，王欣慰，翟春梅，郭江涛，姜海，杨春娟，宋洋，王知斌. 短梗五加果中木脂素类成分的分离和鉴定[J]. 中医药信息，2016，33(2)：1 – 4.
短梗五加茎 2 kg，体积分数 95% 乙醇提取 2 次，回收乙醇得浸膏。将浸膏用水稀释，分别用石油醚、三氯甲烷、乙酸乙酯和正丁醇萃取。经硅胶柱色谱分离，凝胶纯化，反复重结晶，得化合物	商陆素、金合欢素、槲皮素、金丝桃苷等 15 种	雷军，陈屏，许旭东，杨峻山. 短梗五加茎的化学成分研究[J]. 中国药学杂志，2014，49(18)：1595 – 1598.
烘干的短梗五加果实利用微型植物粉碎机粉碎，样品用水超声提取	异嗪皮啶	郝婧玮，赵玥琪，孙晓薇，肖春雷，柴军红，宛春雷. 短梗五加果实中异嗪皮啶的提取工艺研究[J]. 吉林农业，2014(13)：29，44.
精密称取短梗五加粉末，甲醇超声提取 2 次，取上清液旋转蒸干加甲醇定容，检测定刺五加苷 B、刺五加苷 E	刺五加苷 B 和 E	史伟国，崔立勇，佟庆，袁寰，吴莉莉，周清波，李洋. 响应面法优化短梗五加中刺五加苷 B 和 E 的超声提取工艺[J]. 安徽农业科学，2014，42(18)：5747 – 5748，5752.

续表

提取方法	提取成分	参考文献
精密称取刺五加茎、短梗五加茎粉末，分别精密加入甲醇浸 12 h 后，超声处理(250 kw，36 kHz)30 min，静置至室温，加氯仿萃取 4 次，每次 15 mL，合并氯仿液，蒸干，浸膏加甲醇溶解，转移至 10 mL 量瓶中，用甲醇稀释至刻度，摇匀，用滤膜滤过即 得所需溶液	紫丁香苷及异嗪皮啶	张崇禧，张倩，蔡恩博，鞠会艳，丛登立，郑友兰. HLPC 比较刺五加茎与短梗五加茎中紫丁香苷及异嗪皮啶的含量[J]. 中成药，2010，32(2)：254 - 256.
短梗五加果破碎分别置于水、稀乙醇(50%)、丙酮、石油醚、甲苯、乙酸乙酯中浸提 2h	色素	颜廷才，孟宪军，葛会齐. 短梗五加果色素提取条件的研究[J]. 食品科技，2007(7)：125 - 129.

2.1.4　免疫亲和层析净化技术

免疫亲和层析柱是一种利用抗原抗体特异性可逆结合特性，从复杂的待测样品中净化目标化合物的方法。其原理如图 2.2 所示，免疫亲和柱是将抗体与 SepHarose 4B 等惰性固定相材料偶联装柱，当上样后待测样品通过柱子时，只有待测样品中与抗体分子有特异免疫亲和力的目标物被固定相上的抗体结合，固定在柱内，而其他无关杂质成分随溶液流出微柱，之后，利用甲醇等将待测物洗脱，由于甲醇使得抗体变性失活，导致抗体结合抗原的能力丧失，原来结合到抗体上的目标物被甲醇分离出来，达到了净化目标物的目的。

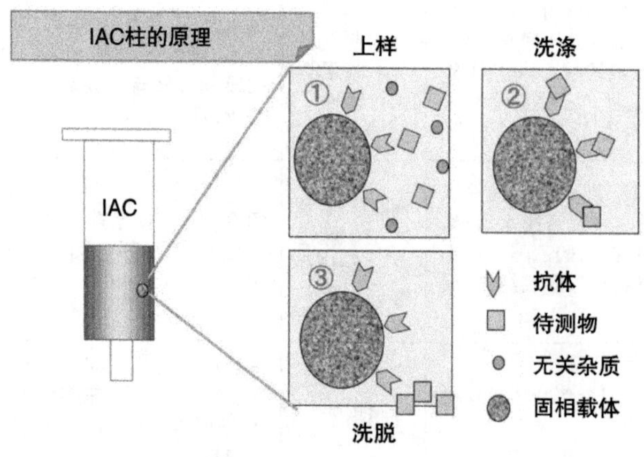

图 2.2　免疫亲和层析原理

免疫亲和层析最常见的用途是纯化重组蛋白。免疫亲和层析是从粗混合物中纯化蛋白质或核酸的第一步的绝佳选择。一个典型例子是尝试分离具有特定活性的酶时，可以用与所选底物相似或相同的连接配体构建亲和柱。免疫亲和层析也是色谱技术的一种，可称为免疫色谱技术，根据抗原抗体的高选择性，从复杂的待测样品中提取目标化合物。其提纯效率很高，通常只需一次就可达到数百倍的纯化效果。

免疫亲和柱的制备方法举例：

试验材料包括特异性单克隆抗体、CNBr 活化的 SepHarose 4B 填料、亲和柱柱管等。首先采用辛酸硫酸铵法，在酸性条件下（pH4.5）提纯小鼠抗体腹水，非抗体的蛋白成分，能被辛酸等短链脂肪酸沉淀，上清中剩余的蛋白主要为特异性抗体，再用硫酸铵沉淀上清，即可获得纯度较高的单克隆抗体。具体操作是将小鼠抗体腹水 12000 r/min 离心 15 min，离心后取上清，向其中加入 2 倍量的醋酸缓冲液（pH 4.5）稀释腹水。按每毫升稀释后的腹水加 11 μL 辛酸，逐滴加入并不断搅拌，滴加完继续搅拌 20 min。4℃ 静置 3h。4℃ 下 12000 r/min 离心 30 min，向离心后的上清液中加入 1/10 上清体积的 0.1 $mol \cdot L^{-1}$ PBS（pH 7.4），调 pH 至 7.2。向上述混合液中加入固体硫酸铵，使溶液的终浓度为 0.277 $g \cdot mL^{-1}$，充分搅拌 20 min，4℃ 静置 3h。6000 r/min 离心 10 min，弃上清液，沉淀溶于适量 0.1 $mol \cdot L^{-1}$ PBS（pH 7.4），4℃ 透析过夜。透析液 4℃ 下 12000 r/min离心 30min，弃不溶物质，获得纯化抗体。

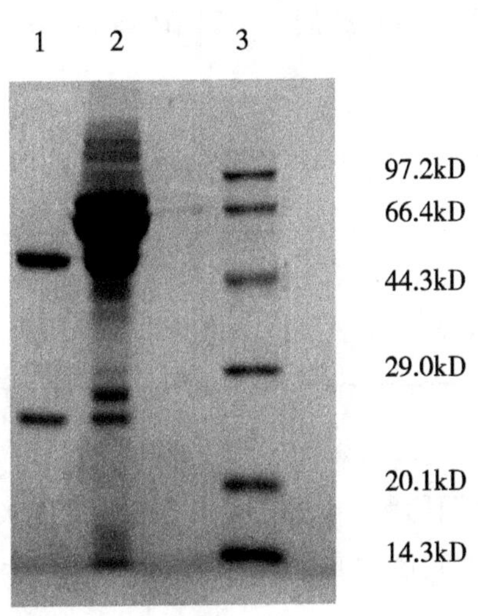

图 2.3　原始腹水纯化前后的 SDS－PAGE 图

1. 纯化后的单抗　2. 原始腹水　3. Marker

抗体腹水纯化后需要进行质量鉴定。一般是采用 SDS - PAGE 电泳检测纯化后的抗体纯度，并利用 IC - ELISA 测定纯化后抗体的活性。原始腹水经过辛酸 - 硫酸铵法纯化后的 SDS - PAGE 结果如图 2.3 所示。由图可以看出，经辛酸 - 硫酸铵法纯化所得到的抗体纯度良好，两条目的条带清晰可见，其中一条为重链(约 50kD)另一条为轻链(约 25kD)。

免疫亲和柱制备前还需要处理固定相材料 CNBr 活化的 SepHarose 4B，具体操作步骤是将 CNBr 活化的 Sepharose 4B 干胶悬浮于 1 $mmol \cdot L^{-1}$ HCl 中溶胀，砂芯漏斗中快速抽洗 15 min。将预处理的胶迅速转移至含有单抗的偶联缓冲液中(0.1 $mol \cdot L^{-1}$ $NaHCO_3$，0.5 $mol \cdot L^{-1}$ NaCl，pH8.3)，室温 1h 或 4℃过夜温和搅拌，使单克隆抗体与 CNBr 活化的 SepHarose 4B 充分偶联，用大于 5 倍凝胶体积的偶联缓冲液洗去未偶联的抗体，期间不要使用磁力搅拌器，否则会破坏凝胶微粒，之后用 0.1$mol \cdot L^{-1}$ pH 8.0 的 Tris - HCl 缓冲液室温封闭 2 h。用约 5 倍体积的 0.1 $mol \cdot L^{-1}$醋酸缓冲液(pH4.0，含 0.5 $mol \cdot L^{-1}$ NaCl)和 0.1 $mol \cdot L^{-1}$ Tris - HCl(pH 8.0，含 0.5 $mol \cdot L^{-1}$ NaCl)先后交替洗涤 4 ~6 次。取 1mL 柱管，垫好筛板，将 PBS 缓冲液(0.01 $mol \cdot L^{-1}$ pH 7.4)悬浮的偶联胶装柱，胶容量高度为0.5 mL，PBS 平衡，封住口底，冰箱 4℃保存。装柱期间收集全部洗脱液，紫外分光光度计测定洗脱液中未偶联蛋白含量，计算偶联率，还需要检验亲和柱的样品加标回收率的高低，一般回收率在 90% 以上，就是一个非常成功的免疫亲和柱子(表 2.2)。

表 2.2　单克隆抗体免疫亲和柱样品加标回收率

抗原添加量/ng	100	200	300	400	500
平均回收量/ng	86.5	189.4	271.3	374.4	485.2
回收率/%	86.5	94.7	90.4	93.6	97.1
变异系数/%	7.2	5.1	4.4	2.3	2.8

采用间接 ELISA 法测定单抗效价，包被抗原度为 1 μg/mL，将初浓度为 1mg/mL 的单抗与阴性血清同比例稀释，酶标二抗工作浓度 1:5000，在 492 nm 处测定各孔吸光度值，选取单抗吸光度值是阴性血清 2 倍时对应的最大稀释倍数作为抗体效价。

结果如图 2.4，从图中可以看出未经纯化的抗体效价为 6.4×10^6，经纯化后的抗体的效价为 3.2×10^6。免疫亲和柱为样品分析提供了高效的前处理手段，对样品的纯化效果显著，操作简便易行。

免疫亲和柱的操作流程如图 2.5 所示，首先将样品萃取液经稀释后上样，然后加入冲洗溶剂进行冲洗，将非目标物去除后加入目标物洗脱液，一般是用乙醇或甲醇，收集洗脱液浓缩至干配成各种检测样品。

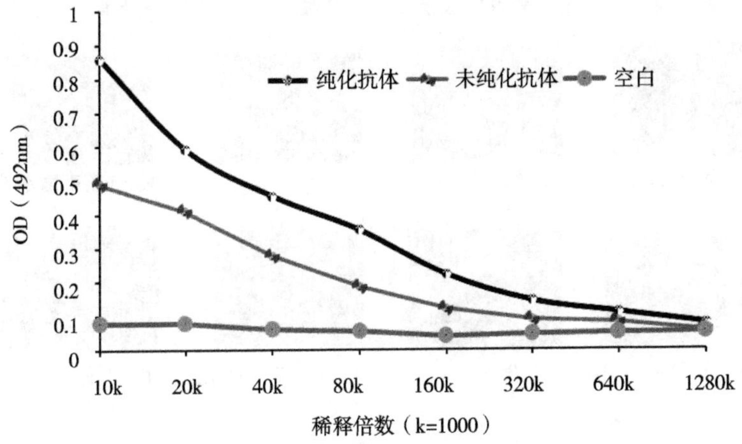

图 2.4　单克隆抗体效价测定

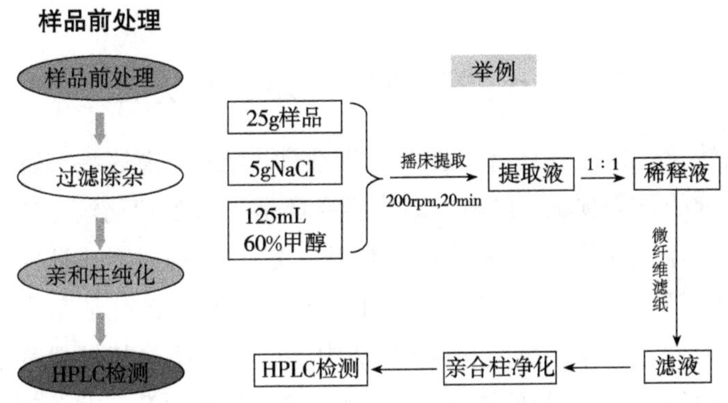

图 2.5　免疫亲和柱的使用流程

气控操作架如图 2.6 所示，包括安装针筒、剪短塞子、连接、上样、去掉下方堵头、控制流速、排干、洗涤、洗脱等过程。气控操作是为了便于过柱操作而设计的一种工具，相当于一种简单的手动 SPE 系统，使用气控操作架可以同时处理多个样品，提高操作效率。气控操作架不仅可以用于免疫亲和柱的过柱操作，也可以用于多功能净化柱，分子印迹柱等过柱操作，使操作简便快速。操作是需要注意使用时连接好气泵与气管，避免漏气，避免气泵与气管反复连接，确保气流密闭性，使用电源电压为 220V，使用完毕后，关闭气泵拔掉电源。

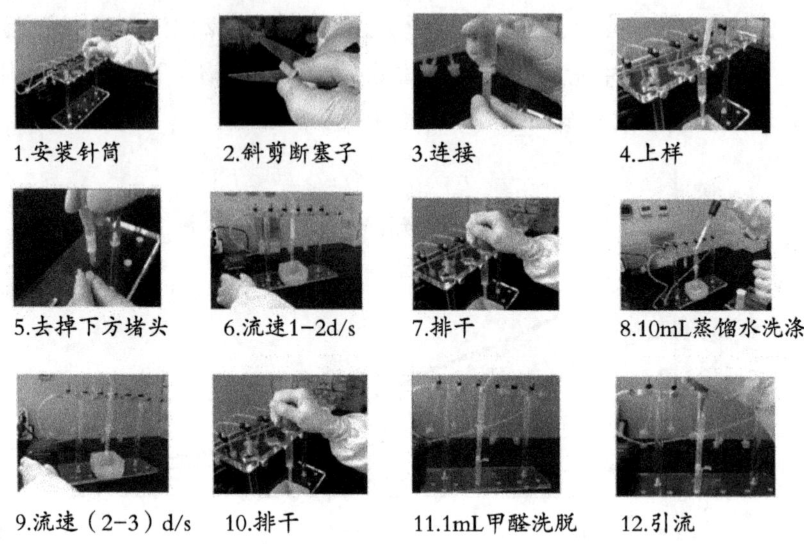

图 2.6　免疫亲和柱使用流程

2.2　天然产物的鉴定分析方法

由于天然化合物往往具有特殊的生理活性，天然产物的鉴定研究一直是化学家们感兴趣的研究领域。经典的结构研究都是采用各种化学方法将分子降解为几个稳定碎片，它们通常是一些比较易于鉴别，或可通过合成证明的简单化合物，而后按降解原理合理的推导出原来可能的化学结构，或用脱氢方法使化合物转为易于鉴别的芳香化合物，再推导其结构。这些方法包括锌粉蒸馏，碱裂解，霍夫曼降解脱氨等方法，各种氧化方法，硒粉或硫黄脱氢及一些分解方法等。过去一个天然产物的研究往往经过几代人的努力才得到解决，例如吗啡，从 1804 年分得纯晶开始，1847 年确定分子式，到 1925 年才基本确定了化学结构，现在由于紫外、红外、质谱、核磁、CD 及 X 单晶衍射等方法的应用，即使比较复杂的结构，只要能够获得纯物质，一般都能分析出其结构，因此可以说天然产物的分离难度要大于鉴定的难度。

由于近代各类分析仪器的普及及其在结构研究中所显示的优越性，已使许多经典的降解方法失去其应用价值，现极少应用。现在一般用高分辨 MS 法、紫外光谱 UV、红外光谱 IR 和核磁共振谱 NMR 来判断分子结构。紫外光谱用于判断分子结构中是否存在共轭体系；红外光谱用于确定分子结构中的官能团；质谱可根据分子离子峰确定分子量，高分辨质谱可计算分子式，还可根据碎片离子峰解析分子结构；核磁共振谱分质子核磁共振谱和碳核磁共振谱，从图谱解析中可以得知共振原子的相对数目及其化学环境，因而可推到化合物的基本骨架并推导出化合物的结构。在此基础上，借助于X单晶的衍射，还原分子中原子的排列关系，获得原子在某一坐标中的分布，分子的结构也就一目了然。

对未知天然产物成分来说，结构研究的程序及采用的方法大体是通过文献检索充分了解和利用前人的工作，根据化合物在提取，分离过程中的行为、物理化学性质及有关测试数据，对比检索结果，分析推断所得化合物为已知或未知，对已知化合物可以通过对照物比较确定来验证，对未知化合物则要利用各种分析工具进一步开展结构的鉴定工作。

对已知化合物和未知化合物的验证、分析和鉴定，应用最多的是色谱法、质谱法和核磁等。

2.2.1 纸色谱法

纸色谱法系以纸为载体，以纸上所含羟基或其他物质为固定相，用展开剂进行展开的分配色谱。样品将展开后，可用比移值（Rr）表示其各组成成分的位置（比移值 = 原点中心至斑点中心的距离/原点中心至展开剂前沿的距离），一般采用在相同实验条件下与对照物质对比以鉴定其成分。作为化合物的鉴别时，样品在色谱中所显主斑点的位置与颜色（或荧光），应与对照品在色谱中所显的主斑点相同。

2.2.2 薄层色谱法

薄层色谱法，系将适宜的固定相涂布于玻璃板、塑料或铝基片上，形成均匀薄层。主要用以进行化合物的鉴别、杂质检查或含量测定。固定相或载体常用硅胶G、硅胶GF、硅胶H、硅胶HF254，其次用硅藻土、硅藻土G、氧化铝、氧化铝G、微晶纤维素、微晶纤维素F254等，一般将固定相直接涂布于玻璃板上。

点样后在层板放入展开缸的展开剂中，经显色和Rf值测定，根据某一物质的Rf值和斑点颜色或荧光来判断其存在，并作出初步鉴定。

图2.7是在鉴定玉米赤霉烯酮的二维展开法薄层色谱图，在表2.3的展开剂条件下，在二维展开的标准对照物Rf值0.4和0.66的交叉处有一荧光斑点，据此可初步判断该分离物为玉米赤霉烯酮。

图 2.7　玉米赤霉烯酮薄层色谱二维展开法鉴定

表 2.3　薄层色谱二维展开剂

展开剂	固定相	Rf 值
氯仿 ： 甲醇(97 :3)	硅胶 60(默克公司)	0.4
甲苯 ： 乙酸乙酯 :90% 甲酸(5:4 :1)		0.66

2.2.3　柱色谱法

柱色谱法分为吸附柱色谱和分配柱色谱法，吸附柱色谱为内径均匀、下端缩口的硬质玻璃管，下端用棉花或玻璃纤维塞住，管内装入吸附剂，如硅胶氧化铝等。吸附剂的颗粒应尽可能保持大小均匀，以保证良好的分离效果。分配柱色谱 方法和吸附柱色谱基本一致，装柱前先将载体和固定液混合，然后分次移入色谱柱中并用带有平面的玻璃棒压紧，样品可溶于固定液，混以少量载体，加在预制好的色谱柱上端。洗脱剂需先加固定液混合使之饱和，以避免洗脱过程中两相分配的改变。

2.2.4　高效液相色谱法

高效液相色谱法是最常用的化合物定量定性检测方法。

高效液相色谱法是用高压输液泵将具有不同极性的单一溶剂或不同比例的混合溶剂等流动相泵入装着固定相的色谱柱，经进样阀注入样品，由流动相带入柱内，在柱内各成分被分离后，依次进入检测器，色谱信号由记录仪或积分仪记录并显示。

图 2.8 是为鉴定短梗五加的新绿原酸，利用高效液相色谱首先进行了标准对照物新绿原酸的测定，在色谱柱采用 Alltima C18 柱，流动相为 A 相和 B 相，A 相为甲醇，B 相为 0.1% 磷酸水溶液梯度洗脱，流速 1.0 mL/min，柱温 30℃条件

下，在 13.30 min 处出现峰值。

高效液相色谱法是在天然产物的分离、提纯以及鉴定中最为常用的一种方法，高效液相色谱法以经典的液相色谱为基础，是以高压下的液体为流动相的色谱过程。高效液相色谱法是20 世纪60 年代后期发展起来的一种分析方法，近年来，在天然产物功效成分、营养强化剂、维生素类、蛋白质的分离测定等应用广泛，大多数的化合物均可以用 HPLC 来分析测定。

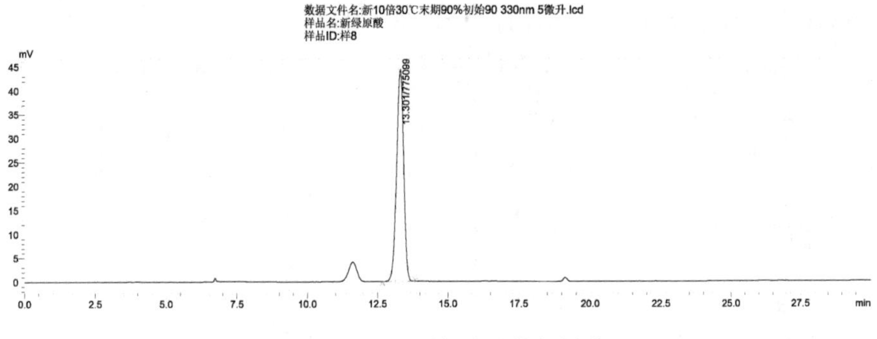

图 2.8 新绿原酸标准品分析图谱

2.2.5 气相色谱法

气相色谱法的流动相为气体。色谱柱分为填充柱和毛细管柱，气相色谱在测定挥发性成分方面比液相色谱具有优势，同液相色谱一样，气相色谱在天然产物的分离鉴定方面具有广泛的应用。气相色谱法是利用气体作流动相的色谱分析方法。汽化的试样被载气（流动相）带入色谱柱中，柱中的固定相与试样中各组分分子作用力不同，各组分从色谱柱中流出时间不同，组分彼此分离。采用适当的鉴别和记录系统，制作标出各组分流出色谱柱的时间和浓度的色谱图。根据图中标明的出峰时间和顺序，可对化合物进行定性分析；根据峰的高低和面积大小，可对化合物进行定量分析。

气相色谱具有效能高、灵敏度高、选择性强、分析速度快、应用广泛、操作简便等特点。适用于易挥发有机化合物的定性、定量分析。对非挥发性的液体和固体物质，可通过高温裂解，汽化后进行分析。可与红光及收光谱法或质谱法配合使用，以色谱法作为分离复杂样品的手段，达到较高的准确度。是司法鉴定中检测有机化合物的重要分析手段。

2.2.6 质谱法

质谱可用于确定分子量、求算分子式和提供其他结构信息。一般 MS 测定采用电子轰击法（electron impact ionization，简称 EI）、化学电离（chemical ionization，简称 CI）、场致电离（field ionization，简称 FI）、场解析电离（field desorption ionization，简称 FD）、快速原子轰击电离（fast atom bombardment，简称 FAB）、电喷雾电离（electronspray ionization，简称 ESI，图 2.9）等。

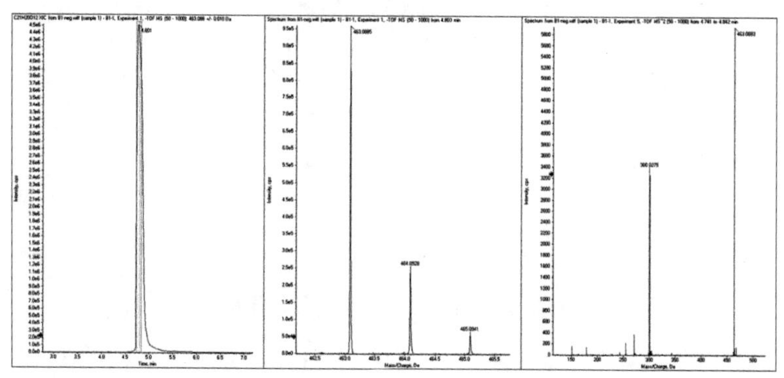

2.9 图 ESI－MS 的一级二级图谱

2.2.7 红外光谱法

分子中价键的伸缩及弯曲振动将在光的红外区域引起吸收，测得的吸收图谱叫红外光谱（infrared spectra，IR）（图 2.10）。

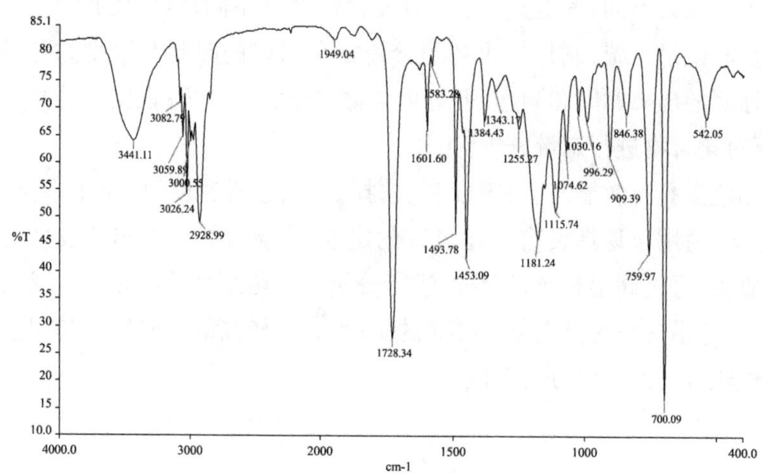

图 2.10 聚（St－GMA）微球红外光谱图

许多特征官能团,如羧基、氨基以及重键(C = C,C = O、N = O)、芳环等吸收均出现在这个区域,并可根据此进行鉴别。熟练地解析红外光谱要靠长期积累。通常,在分析未知图谱是,首先要看那些容易辨认的基团是否存在,如羧基、羟基、硝基、氰基、双键等,从而可初步判断分子结构的基本特征。

2.2.8 紫外 - 可见吸收光谱法(UV)

分子中的电子可因光线照射从基态(ground state)跃迁至激发态(excited state)。跃迁的吸收光谱将出现在紫外可见区域。UV 光谱对于分子中含有共轭双键、不饱和羟基(醛、酮、酸、酯)结构化合物以及芳香化合物结构鉴定来说是一种重要的手段。

通常主要用于推断化合物的骨架类型;某些场合下,如香豆素、黄酮类等化合物,它们的 UV 光谱在加入某种诊断试剂后可因分子结构中的取代基的类型、数目及排列方式不同而改变,可用于测定化合物的精细结构。

2.2.9 磁共振谱法

氢同位素中 H - NMR 测定比较容易,应用的也广泛。H - NMR 测定通过化学位移、谱的积分面积以及裂分情况(重峰数及偶合数 J)可以提供分子中 H 的类型、数目及相邻的原子或原子团的信息。在决定天然有机化学成分(也叫碳化合物)结构时,与 H - NMR 相比,^{13}C - NMR 无疑起着更为重要的作用,^{13}C - NMR 可将全去偶碳谱中各个碳原子的级数确定下来。

NMR 是指原子核在运动中吸收外界能量产生的一种能量跃迁现象,这种现象只能出现在相邻的两个能量之间。对氢原子而言,在静磁场中处于两种基本能量状态,指向磁场方向的原子核处于低能级,逆向磁场方向的原子核处于高能级,由磁场和温度来决定两种基本能量状态核子之间的动态平衡。将样品放入大磁场中,加入与静磁场相交成一定角度的,并发射与该样品原子核运动频率(原子核在静磁场中按正确的角度旋转频率,也称拉莫尔频率)相同的射频脉冲(RF 脉冲),即 RF 脉冲与拉莫尔频率相同时,质子磁矩会吸收 RF 脉冲的能量,使磁矩从低能级跃迁到高能级,称共振吸收。移去 RF 脉冲后,质子磁矩便从高能级回到低能级,并将吸收的能量以电磁波的形式发射出来,称为共振发射,此吸收与发射的过程称为核磁共振。

核磁共振氢谱提供的信息主要有化学位移、偶合常数、吸收峰的裂分方式和氢原子数目。通过化学位移值可以了解数量,通过偶合常数的大小和吸收峰的裂分方式可以了解一个氢与它的邻碳上的氢之间的两面夹角，判断化合物的构型和构象。在通常的情况下，氢观察不到，但在丙酮和二甲基亚砜中可以观察到羟基上的氢。如果通过高分辨质谱获得了分子式，分子式中的氢数减去在核磁共振氢谱中观察到的氢原子数目就是属于杂原子上的氢原子数(图 2.11)。

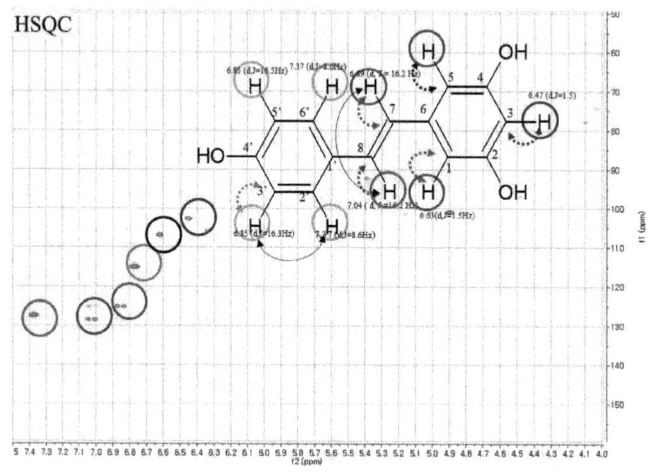

图 2.11　HSQC 图谱

2.2.10　液质联用法

液质联用(HPLC - MS/MS)又叫液相色谱 - 质谱联用技术，它以液相色谱作为分离系统，质谱为检测系统。样品在质谱部分和流动相分离，被离子化后，经质谱的质量分析器将离子碎片按质量数分开，经检测器得到质谱图。

色谱的优势在于分离，为混合物的分离提供了最有效的选择，但其难以得到物质的结构信息，主要依靠与标准物对比来判断未知物，对无紫外吸收化合物的检测还要通过其他途径进行分析。质谱能够提供物质的结构信息，用样量也非常少，但其分析的样品需要进行纯化，具有一定的纯度之后才可以直接进行分析。

据统计，已知化合物中约 80% 的化合物是亲水性强、挥发性低的有机物，热不稳定化合物及生物大分子，这些化合物的分析不适宜用气相色谱分析，只能依靠液相色谱。液相与质谱联用将在生物、医药、化工和环境等领域大有应用前景。

近年来，液相色谱 - 质谱联用在技术及应用方面取得了很大进展，在环境、医药研究的各领域应用越来越广泛，且随着现代化高新技术的不断发展及液相色谱质谱联用技术自身的优点,液相色谱质谱联用技术必将在未来几年不断发展且发挥越来越重要的作用。

参考文献

[1] 宋洋,冯雪松. 无梗五加中7个有机酸的含量测定及其与细柱五加、刺五加的比较[J]. 北京中医药大学学报,2014,37(4):259－262.

[2] 刘湘,汪求安. 天然产物化学[M]. 北京:化学工业出版社. 2013.

[3] 王庆华,杜婷婷,张智慧,等. 绿原酸的药理作用及机制研究进展[J/OL]. 药学学报:1－16[2020－05－25]. https://doi.org/10.16438/j.0513－4870.2020－0423.

[4] 李春芳,刘汶,曲佳琳,等. 短梗五加果提取物中总黄酮、总酚及3种指标成分的含量测定[J]. 沈阳药科大学学报,2011,28(10):801－806.

[5] 金敏婷,苏瑞,许鑫,等. 无梗五加茎中3种酚酸类成分的HPLC－DAD－MS分析[J]. 中成药,2012,34(1):93－97.

[6] 陆珞. 刺五加叶与无梗五加叶生药学比较研究[D]. 吉林农业大学,2011.

[7] Nesreen A. Safwat, Mona T. Kashef, Ramy K. Aziz, Khadiga F. Amer, Mohammed A. Ramadan. Quercetin 3－O－glucoside recovered from the wild Egyptian Sahara plant, Euphorbia paralias L., inhibits glutamine synthetase and has antimycobacterial activity[J]. Tuberculosis,2018,108.

[8] Richter B E, Ezzell J L, John B A J, et al. An accelerated solvent extraction system for the rapid preparation of environmental organic compounds in soil [J]. Am Lab, 1995, 27(4): 26－28.

[9]郑创钦, 李赐恩. 加速溶剂萃取技术在中药有效成分 分析中的应用[J]. 中国医药导刊, 2010, 12(10):1820－1821.

[10]牟世芬. 加速溶剂萃取的原理及应用 [J]. 环境化学, 2001, 20(3): 299－300.

[11] Mustafa A, Turner C. Pressurized liquid extraction as a green approach in food and herbal plants extraction: A review [J]. Anal Chim Acta, 2011, 703(1): 8－18.

[12] Alonso－Salces R M, Barranco A, Corta E, et al. A validated solid－

liquid extraction method for the HPLC determination of polyphenols in apple tissues Comparison with pressurised liquid extraction [J]. Talanta, 2005, 65 (3): 654 -662.

[13] Piñeiro Z, Palma M, Barroso C G. Determination of catechins by means of extraction with pressurized liquids [J]. J Chromatogr A, 2004, 1026 (1/2): 19 -23.

[14] Veggi P C, Santos D T, Angela M, et al. Anthocyanin extraction from Jabuticaba (Myrciaria cauliflora) skins by different techniques: economic evaluation [J]. Procedia - Food Sci, 2011, 35(1): 1925 -1931.

[15]张博雅, 周丽, 王凤荣, 等. 加压溶剂法提取槐角总异黄酮的研究[J]. 中草药, 2012, 43(6): 1108 -1111.

[16] Cha K H, Lee H J, Koo S Y, et al. Optimization of pressurized liquid extraction of carotenoids and chlorophylls from Chlorella vulgaris [J]. J Agric Food Chem, 2010, 58(2): 793 -797.

[17] Mottaleb M A, Sarker S D. Accelerated solvent extraction for natural products isolation [J]. Methods Mol Biol, 2012, 864: 75 -87.

[18] Zhang Y, Liu C, Yu M, et al. Application of accelerated solvent extraction coupled with high - performance counter - current chromatography to extraction and online isolation of chemical constituents from Hypericum perforatum L. [J]. J Chromatogr A, 2011, 1218(20): 2827 -2834.

[19] 王慧清. 南北五味子化学成分研究[D]. 辽宁师范大学,2009.

[20]Escobedo - Martínez Carolina, Concepción Lozada M, Hernández - Ortega Simón, et al. (1) H and (13) C NMR characterization of new cycloartane triterpenes from Mangifera indica.. 2012, 50(1):52 -7.

[21]O - Jin OH,Seung - Yeup CHANG,Chang - Soo YOOK,Ki - Sook YANG, Sang - Yong PARK,Toshihiro NOHARA. Two 3,4 - seco - Lupane Triterpenes from Leaves of Acanthopanax divaricatus var. albeofructus [J]. Chemical and Pharmaceutical Bulletin,2000,48(6):879 -881.

[22] RYOJI KASAI, KAZUHIRO MATSUMOTO, SHIGENORI TANIYASU, OSAMU TANAKA,JEUNG - HEE KIM,DUG - RYONG HAHN. 3,4 - Seco - lupane Type Triterpene Glycosyl Esters from a Korean Medicinal Plant, Acanthopanax chiisanensis(Araliaceae)[J]. Chemical and Pharmaceutical Bulletin,1986,34(8):

3284 -3289.

[23]Katsuya Shirasuna, Masazumi Miyakoshi, Sawako Mimoto, et al. Lupane triterpenoid glycosyl esters from leaves of Acanthopanax divaricatus. 1997, 45(3): 579 -584.

[24] 罗淑文,邓远辉,黎雄,邓金宝. 香附化学成分的研究[J]. 哈尔滨商业大学学报(自然科学版),2014,30(2):142 -144 +149.

[25] 颜朦朦,肖世基,陈放,周燕. 黄海棠化学成分的研究[J]. 天然产物研究与开发,2014,26(11):1785 -1788.

[26] Ghader babaei, Azadeh Aliarab, Sina Abroon, Yusof Rasmi, Shiva Gholizadeh - Ghaleh Aziz. Application of sesquiterpene lactone: A new promising way for cancer therapy based on anticancer activity [J]. Biomedicine & Pharmacotherapy,2018,106.

[27] 李晓强,张培芬,段文达,张德莉,李冲. 白花泡桐花的化学成分研究[J]. 中药材,2009,32(8):1227 -1229.

[28] Joren Bruneel, José Luis Huepe Follert, Brecht Laforce, Laszlo Vincze, Herman Van Langenhove, Christophe Walgraeve. Dynamic performance of a fungal biofilter packed with perlite for the abatement of hexane polluted gas streams using SIFT - MS and packing characterization with advanced X - ray spectroscopy[J]. Chemosphere,2020,253.

[29]宁永成. 有机化合物结构鉴定与有机波谱学[M]. 2 版,北京:科学出版社,2002: 50.

第三章 短梗五加中绿原酸类化合物和槲皮素苷的分析

短梗五加作为新资源食品具有良好的功能活性。但要充分开发利用短梗五加天然资源,首先必须从复杂的天然资源组成成分中提取分离出有价值的单纯成分,才能更好地加以利用。所以,提取分离是短梗五加研究的起点。

短梗五加的成分是由复杂的化学成分组成。主要有生物碱、黄酮类、萜类、苷类、蒽醌、香豆素、有机酸、氨基酸、单糖、低聚糖、多糖、蛋白质、酶、鞣质、纤维素、叶绿素、蜡、油脂、树脂和树胶等,这些成分不仅具有药用价值,而且具有良好的经济价值。

短梗五加中也含有丰富的绿原酸类化合物和黄酮类化合物,在近十年,众多研究者分别在短梗五加中分离测定了绿原酸、新绿原酸、咖啡酸、1,3 - 二咖啡酰奎宁酸、3,5 - 二咖啡酰基奎宁酸甲酯、异绿原酸 A、异绿原酸 B、异绿原酸 C 以及各种黄酮类化合物,为短梗五加功能性食品开发打下了良好的基础。

3.1 绿原酸类化合物的生物活性

绿原酸(chlorogenic acid,CGA)是由咖啡酸的羧基和奎宁酸的羟基缩合而成的缩酚酸,根据咖啡酰在奎宁酸上的结合部位和数目不同,从理论上讲,单咖啡酰奎宁酸和二咖啡酰奎宁酸所组成的绿原酸异构体共有 10 种,分别为:1 - 咖啡酰奎宁酸、3 - 咖啡酰奎宁酸、4 - 咖啡酰奎宁酸、5 - 咖啡酰奎宁酸、1,3 - 二咖啡酰奎宁酸、1,4 - 二咖啡酰奎宁酸、1,5 - 二咖啡酰奎宁酸、3,4 - 二咖啡酰奎宁酸、3,5 - 二咖啡酰奎宁酸、4,5 - 二咖啡酰奎宁酸。但到目前为止,从植物中发现的绿原酸异构体有如下:绿原酸(3 - 咖啡酰奎宁酸)、隐绿原酸(Band510)(4 - 咖啡酰奎宁酸)、新绿原酸(5 - 咖啡酰奎宁酸)、异绿原酸 A(3,5 - 二咖啡酰奎宁酸)、异绿原酸 B(3,4 - 二咖啡酰奎宁酸)、异绿原酸 C(4,5 - 二咖啡酰奎宁酸)、莱蓟素(1,3 - 二咖啡酰奎宁酸)。绿原酸是植物细胞通过莽草酸途径合成的一种苯丙素类物质,其分子结构中有酯键、不饱和双键、多元酚和邻二酚羟基。绿原酸存在于各类植物中,具有抗氧化、抗菌、抗病毒、抗肿瘤、降血脂、降血糖和免疫调节等多方面的药理作用,在食品、医药和化工等领域都有广泛的应用。

3.1.1　抗微生物作用

绿原酸具有良好的抗真菌作用，其机制是通过抑制真菌孢子的早期透膜化来控制不同的植物病原真菌的生长。而绿原酸的抗细菌作用主要是通过破坏肺炎链球菌（Streptococcus pneumoniae）、金黄色葡球菌（Staphylococcus aureus）和痢疾志贺氏菌（Shigella dysenteriae）的细胞膜，增加外膜和质膜通透性，导致细菌的屏障功能丧失，进而发挥其抗菌活性。绿原酸及其衍生物作为天然化合物，对多种类型的病毒有很好的抗病毒活性，其中包括艾滋病病毒（human immunodeficiency virus，HIV）、甲型流感病毒、单纯疱疹病毒（herpes simplex virus，HSVs）和乙型肝炎病毒（hepatitis B virus，HBV）等，其机制是下调了病毒核蛋白的表达和抑制神经氨酸酶活性。

3.1.2　抑制突变和抗肿瘤

我国陈晓光等首次报道了绿原酸通过介导巨噬细胞的 M1/M2 极化，即促进 M1 型巨噬细胞和抑制 M2 表型巨噬细胞，进而抑制脑胶质瘤生长。绿原酸对肝癌、肺癌、胃癌、口腔癌、白血病、乳腺癌、鼻咽癌、结肠癌、宫颈癌、黑色素瘤、皮肤癌等发病率较高的肿瘤均表现出较好的防治效果，绿原酸对肿瘤的抑制作用机制包括通过诱导肿瘤细胞分化来抑制肿瘤、抑制磷酸化的信号传导及转录激活蛋白 3、通过影响细胞凋亡相关基因的表达、在缺氧条件降低人肝癌细胞株 Hep3B 中 HIF－1a 的水平等机制抑制突变和抗肿瘤的发生。

3.1.3　抗氧化作用

绿原酸普遍具有抗氧化特性。从旋覆花、细裂叶莲蒿、菜蓟头等植物中分离得到的 3－咖啡酰奎宁酸、4－咖啡酰奎宁酸、5－咖啡酰奎宁酸 3，5－二咖啡酰奎宁酸、3，4－二咖啡酰奎宁酸、4，5－二咖啡酰奎宁酸、1，3－二咖啡酰奎宁酸等能够抑制各种因素引起的氧化损伤，清除羟自由基和超氧自由基，具有显著的抗氧化作用。绿原酸能够螯合金属离子和清除自由基[超氧阴离子（$O_2^{\cdot -}$）、过氧化氢（H_2O_2）、羟基自由基（·OH）、次氯酸（HClO）、过氧亚硝酸盐阴离子（ONOO－）和一氧化氮（NO）]。

3.1.4　抗炎作用

角叉菜胶致大鼠足跖肿胀炎症模型上首次报道了绿原酸具有抗炎活性，其机制包括绿原酸及其异构体可通过清除细胞内 ROS,抑制白介素 -8(interleukin -8,IL -8)的产生而形成抗炎作用。咖啡酰奎宁酸类化合物小鼠肺泡灌洗试验发现,3 - 咖啡酰奎宁酸、3,5 - 二咖啡酰奎宁酸、3,4 - 二咖啡酰奎宁酸、4,5 - 二咖啡酰奎宁酸能有效抑制白细胞数目的增高,说明有抗炎作用。另外,绿原酸通过调控丝裂原活化蛋白激酶/ERK/c - Jun 氨基末端激酶信号通路来降低组织的炎症反应;通过降低 NF - κB 与 B 细胞活化因子启动子区域的 DNA 结合能力,进而抑制通过 NF - κB 途径介导的 B 细胞活化因子表达,降低炎症反应。

3.1.5 治疗代谢性疾病

绿原酸对代谢类疾病具有一定的治疗作用,其中包括肥胖、血脂异常、糖尿病、高血压、代谢综合征和保护心血管等。在治疗肥胖方面,研究表明绿原酸主要通过调控糖代谢和脂代谢来控制肥胖。此外,绿原酸改善 HFD 诱发的肠道菌群失调,也有助于改善 HFD 诱发的肥胖。在控制血脂异常方面,绿原酸类化合物显著降低小鼠血浆中的游离脂肪酸、甘油三酸酯、胆固醇和血清脂质水平,显著提高高密度脂蛋白胆固醇/总胆固醇的比率。在治疗糖尿病方面,在动物水平上,研究发现绿原酸可有效抑制糖尿病,减少肝脂肪变性,改善脂质分布和骨骼肌葡萄糖摄取,从而改善空腹血糖水平、葡萄糖耐量、胰岛素敏感性和血脂异常。绿原酸可有效减低自发性高血压大鼠的血压和改善血管功能。其机制通过抑制血管系统中 ROS 过量的产生来降低氧化应激和提高一氧化氮的生物利用度,进而减轻了自发性高血压大鼠的内皮功能障碍、血管肥大和高血压。绿原酸也作为抗凝剂,当糖尿病大鼠的血小板在激动剂二磷酸腺苷刺激下,绿原酸治疗 30 天后血小板聚集可明显减少。绿原酸明显降低收缩压和舒张压,可预防高血压。

3.2 槲皮素 - 3 - *O*- 葡萄糖苷的生物活性

槲皮素 -3 - *O* - 葡萄糖苷是一种黄酮单体化合物,在多种天然植物中均有广泛存在。槲皮素 3 - *O* - 葡萄糖苷具有治疗心肌缺血、缺氧的生理活性。槲皮素 -3 - *O* - 葡萄糖苷的摄取和寿命具有相关性,在线虫试验中槲皮素在线虫体内积累并部分生物转化为共轭代谢物,能够显著的延长平均寿命。从大戟植物分离的槲皮素 -3 - *O* - 葡萄糖苷具有抑制谷氨酰胺合成酶的作用,具有显著的抗细菌活性。从香柏中分离的槲皮素 -3 - *O* - 葡萄糖苷具有良好的癌细胞抑制活性，而且其抑制机制并非是直接对癌细胞的毒作用，而是对癌细胞的转移和浸润起着重要的作用。

3.3　绿原酸衍生物和槲皮素苷的提取分离

3.3.1　材料与方法

3.3.1.1　材料

(1)试剂。

95%乙醇、磷酸、正丁醇，天津市科密欧化学试剂有限公司；娃哈哈纯净水，吉林省白山市靖宇县；5-*O*-咖啡酰基奎宁酸(CAS 号 906-33-2)、3,5-咖啡酰基奎宁酸(CAS 号 2450-53-5)、槲皮素-3-*O*-葡萄糖苷(CAS 号 482-35-9) Merck 公司；甲醇、乙腈，天津星马克科技发展有限公司；乙酸乙酯、氯仿、石油醚、正己烷，天津市致远化学试剂有限公司。

(2)仪器设备。

TS-NS-50 多功能提取浓缩机组，上海顺义试验设备有限公司；FW-400A 倾斜式高速万能粉碎机，北京中兴伟业仪器有限公司；KQ2200E 超声波清洗机，昆山市超声仪器有限公司；DHA-9245A 鼓风干燥箱，上海一恒科学仪器有限公司；SHB-Ⅲ循环水式多用真空泵，郑州长城科工贸有限公司；FA1604A 电子天平，上海精天电子仪器有限公司；RE-52AA 旋转蒸发器，上海亚荣生化仪器厂；LC-20AT 高效液相色谱仪(配 AT 四元梯度混合泵、SPD-20A 紫外检测器、SIL-20A 进样器、CTO-20AC 柱温箱、Alltima C18 柱)，日本岛津；UV-2600 型紫外分光光度计，日本岛津；60 与 100 目筛，浙江上虞区道虚五四仪器厂；注射器、分液漏斗、移液管、烧杯、微孔滤膜、带盖离心管、进样瓶、温度计、移液器等实验室常规用具。

3.3.1.2　原料处理

选取新鲜的短梗五加新鲜萌生枝条 20 kg，于鼓风干燥箱中 40℃干燥。干燥后先用手进行人工粗折断，然后再用万能粉碎机进行粗粉碎，过筛，取 60 目和 100 目筛筛下细粉。将短梗五加干燥粉末，放入多功能提取浓缩机中，加入共 100 L 的 95%乙醇溶液，在室温下浸泡 5 天，浸泡期间设定自动搅拌料液，收集过滤分离的料液后旋转蒸发成浸膏，获浸膏共 564 g。

3.3.1.3 试验方法

(1)萃取剂的选择。

有机溶剂萃取分离天然成分的方法是制备功能性天然活性成分的主要方法之一,常用的萃取溶剂有石油醚、正己烷、氯仿、乙酸乙酯、水、正丁醇等。这几种溶剂的极性有显著差异,而且性能稳定和相对安全,因此,在提取活性成分时可以实现较好的目标物分离。浓缩的浸膏中不仅含有目标成分,还含有多种其他成分,如蛋白质类物质、多糖类物质、脂肪类物质。因此,需要通过系统分离法将复杂的物质进行分离,以便于精制和提纯。石油醚具有较高的沸点,易除去,一般作为萃取组合的第一种萃取剂。正己烷的沸点与石油醚沸点相接近,提取性质相近,也常作为第一萃取剂。氯仿在萃取组中的主要作用为除杂,破坏部分脂类化合物。乙酸乙酯的主要作用是根据溶液的极性分离目标成分,提高 5 - *O* - 咖啡酰基奎宁酸、3,5 - 二咖啡酰基奎宁酸和槲皮素 -3 - *O* - 葡萄糖苷三种成分的测得率。三种化合物的化学结构式如图 3.1 所示,含有多个羟基,可以与醇相溶,因此正丁醇也是主要萃取剂之一。为了对比分析系统萃取法对 5 - *O* - 咖啡酰基奎宁酸、3,5 - 二咖啡酰基奎宁酸和槲皮素 -3 - *O* - 葡萄糖苷三种成分的提取效率,本实验设计了 A、B 两组系统分离的有机溶剂组合,即石油醚、氯仿、乙酸乙酯、正丁醇依次进行萃取为 A 组,正己烷、氯仿、乙酸乙酯、正丁醇依次进行萃取为 B 组。

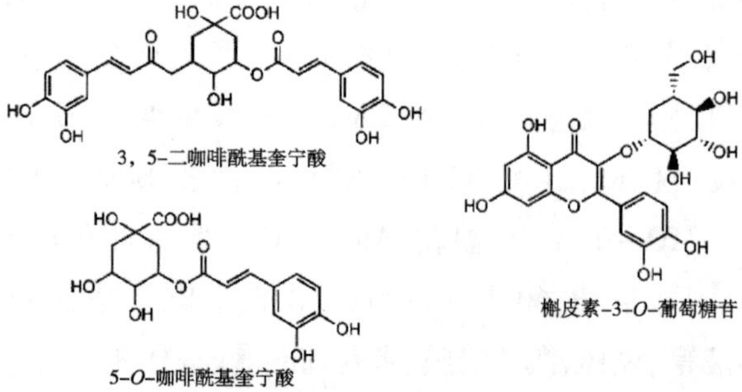

图 3.1　三种化合物结构式

(2)萃取方法。

用分析天平称取 4 g 左右浸膏,加入 20 mL 35 ~ 37℃的温水,用玻璃棒搅拌 30 s 后,超声 2 min,使浸膏充分溶解于水中,放入分液漏斗中。向分液漏斗中依次加入石油醚(正己烷)、氯仿、乙酸乙酯、正丁醇萃取剂进行系统分离。每种试剂均萃取多次,每次 20 mL,每隔 30 s 剧烈摇晃分液漏斗,充分发挥萃取剂的功能。将萃取液旋转蒸干，加入 4 mL 的乙腈 - 水(1:1，v/v)溶液进行溶解。具体流程如图 3.2 所示。根据各萃取剂的沸点，最终确定正丁醇层的萃取液在 72℃下进行旋转蒸发。除正丁醇萃取液外，其他萃取液均在 48℃下进行旋转蒸发(图 3.2)。

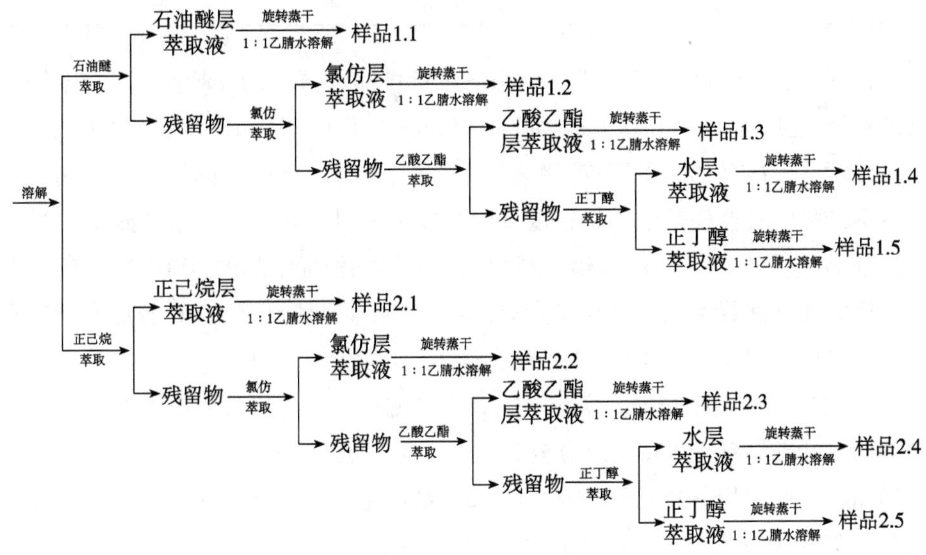

图 3.2　萃取分离流程图

(3)标准品溶液的制备及波长的测定。

5 - *O* - 咖啡酰基奎宁酸易溶于水微溶于甲醇，3，5 - 二咖啡酰基奎宁酸和槲皮素 - 3 - *O* - 葡萄糖苷易溶于甲醇，因此本试验选择体积比为 1:1 的甲醇和纯净水作为溶剂来溶解标准品。称取三种标准品 3 mg 左右，配制成 1 mg/mL 的标准品溶液备用。

5 - *O* - 咖啡酰基奎宁酸和 3，5 - 二咖啡酰基奎宁酸是绿原酸的衍生物，槲皮素 - 3 - *O* - 葡萄糖苷属于槲皮素的衍生物，采用紫外分光光度计在 200 ~ 900 nm 的波长下对上述三种化合物进行全波长扫描，测定最大吸光度。

(4)液相条件的确定。

参考相关文献进行预试验，对比了乙腈和甲醇流动相，不同浓度的磷酸水，得出下列的最优液相色谱条件。C18 柱；柱温 30℃；流动相：A 相为 0.2% 磷酸 - 水(0.2 mL 磷酸加 100 mL 纯净水)，B 相为乙腈；流速 0.8 mL/min；进样量 10 μL；时间 30min；进行梯度洗脱(表 3.1)。

表 3.1 梯度洗脱条件

时间	流动相 A/%	流动相 B/%
0	90	10
10	70	30
30	10	90

标准曲线的绘制,用分析天平称取三种标准品,配置成 1 mg/mL,进行不同程度的稀释,选择 1 mg/mL、0.1 mg/mL、0. 01 mg/mL、0.001 mg/mL、0.0001 mg/mL 五种浓度的标准品作为参照点,测量其峰面积,进行标准曲线的绘制。并测定出三种标准品的最低检测限。精密度试验是按照Ⅰ.Ⅲ.Ⅱ的液相条件测量 3 种混合标准品,进样量为 10 μL,连续测定 6 次,计算三种标准品的 RSD 值,判断仪器精密度。加标回收率试验是准确量取 1 mL 待测样品溶液 2 份,1 份加乙腈 - 水(1∶1,v/v)定容至 10 mL 为对照样品;1 份加乙腈 - 水(1∶1,v/v)并分别添加 1 mg/mL的 5 - *O* - 咖啡酰基奎宁酸、3,5 - 二咖啡酰基奎宁酸和槲皮素 -3 - *O* - 葡萄糖苷标准储备液 1 mL,定容至 10 mL,制作成加标样品。测定对照样品和加标样品色谱峰面积,根据标准曲线计算 5 - *O* - 咖啡酰基奎宁酸、3,5 - 二咖啡酰基奎宁酸和槲皮素 -3 - *O* - 葡萄糖苷的含量,利用下列公式计算加标回收率。平行测定三次。

$$加标回收率(\%) = \frac{加标样品检测量(mg) - 对照样品检测量(mg)}{标准品添加量(mg)} \times 100\%$$

(5)不同萃取层中样品含量测定。

取萃取的 10 个样品,采用Ⅰ.Ⅲ.Ⅳ的液相条件测定,记录色谱峰面积,根据标准曲线计算各样品中 5 - *O* - 咖啡酰基奎宁酸、3,5 - 二咖啡酰基奎宁酸和槲皮素 -3 - *O* - 葡萄糖苷的浓度(C 样品)。按照Ⅰ.Ⅲ.Ⅱ制得的样品稀释 10 倍后再进行液相测定。

数据采用 Origin 8.0 进行统计分析作图。

样品含量的计算公式为:

$$样品含量(mg/kg) = \frac{C_{样品}(mg/mL) \times 4(g) \times 4(mL) \times 10}{564(g) \times 20(kg)}$$

3.3.2 结果与分析

3.3.2.1 标准品的最佳波长

紫外全波长扫描的结果如图 3.3 所示,槲皮素 -3 - *O* - 葡萄糖苷的最大波长为 257 nm,5 – O – 咖啡酰基奎宁酸和 3,5 – 二咖啡酰基奎宁酸的最大吸收波长为 330 nm。在 257 nm 处无法测出绿原酸和 3,5 – 二咖啡酰基奎宁酸的最大吸收波长,在 330 nm 处无法测出槲皮素 –3 – O – 葡萄糖苷的最大吸收波长。因此选择 257 和 330 两种波长进行双波长测定。

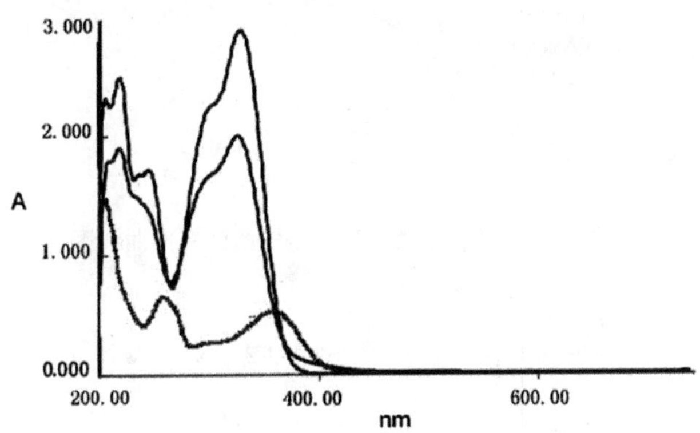

图 3.3　三种标准品的全波长扫描图谱

3.3.2.2　化合物的标准曲线

根据 1 mg/mL、0.1 mg/mL、0.01 mg/mL、0.001 mg/mL、0.0001 mg/mL 五种浓度的峰面积测定得到的标准曲线结果如下标准曲线图 3.4、图 3.5、图 3.6 和表 3.2 所示,在检测质量分数 0.0001 – 1mg/mL 的范围内 5 – O – 咖啡酰基奎宁酸、3,5 – 二咖啡酰基奎宁酸和槲皮素 –3 – O – 葡萄糖苷的含量和响应值具有良好的线性关系,相关系数 R^2 均大于 0.9999,可用于三种活性成分的定量检测。

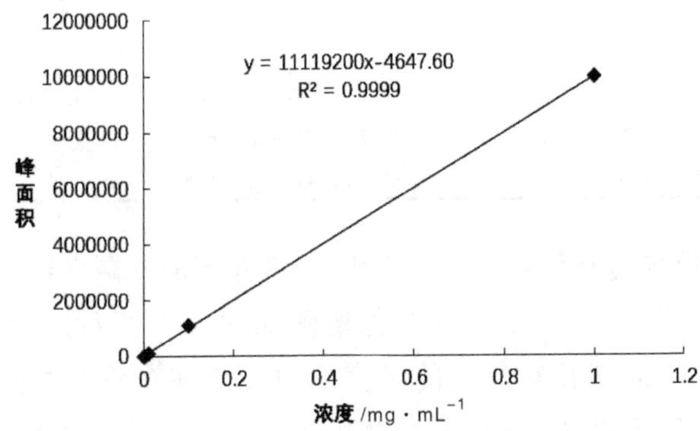

图 3.4　5 – O – 咖啡酰基奎宁酸的标准曲线图

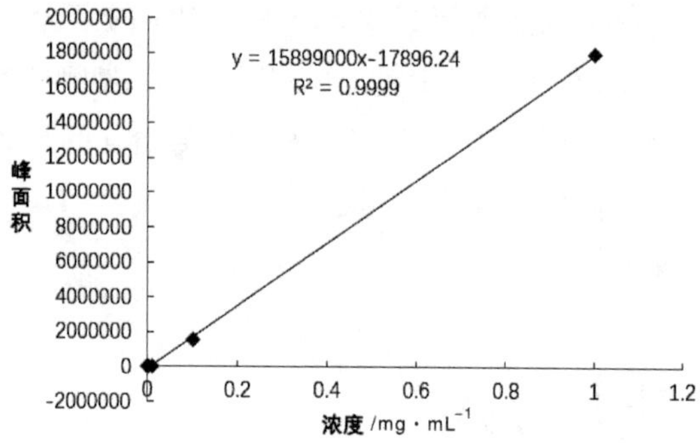

图 3.5　3,5 - 二咖啡酰基奎宁酸的标准曲线图

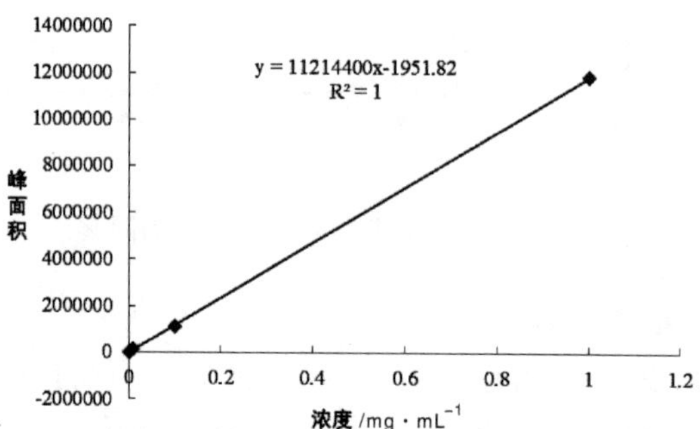

图 3.6　槲皮素 -3 - *O* - 葡萄糖苷的标准曲线图

表 3.2　三种成分的线性关系

成分	波长 /nm	线性方程	R^2	线性范围 /mg · mL^{-1}
5 - *O* - 咖啡酰基奎宁酸	330	Y = 1.11192E7x - 4647.60	0.9999	0.00025 - 0.25
3,5 - 二咖啡酰基奎宁酸	330	Y = 1.5899E7x - 17896.24	0.9999	0.00025 - 0.25
槲皮素 -3 - *O* - 葡萄糖苷	257	Y = 1.12144E7 - 1951.82	1	0.00025 - 0.25

5 - *O* - 咖啡酰基奎宁酸、3,5 - 二咖啡酰基奎宁酸和槲皮素 -3 - *O* - 葡萄糖苷三种标准品的混合标准品的液相色谱图如图 3.7 所示，分别在 10.0 min、18.3 min和 17.3 min 处出现完整的峰值，3 种成分在高效液相色谱中分离度良好，为样品中 3 种活性成分的定量检测提供了条件。结合前述的质量分数和响应值之间良好的线性关系，在此条件下可以精确地进行定量分析。本实验方法采用的是紫外光度检测器，它的作用原理是基于被分析试样组分对特定波长紫外光的选择性吸收，组分浓度与吸光度的关系遵守比尔定律，但是由于 5 - *O* -

咖啡酰基奎宁酸、3,5 - 二咖啡酰基奎宁酸和槲皮素 - 3 - *O* - 葡萄糖苷的最大吸光度不同,因此,本实验用了双波长检测的方法解决了不同性质化合物的同时检测,从图 3.8 可以发现,在双波长条件下,3 种有机化合物均有响应,而且分离度良好,灵敏度高。

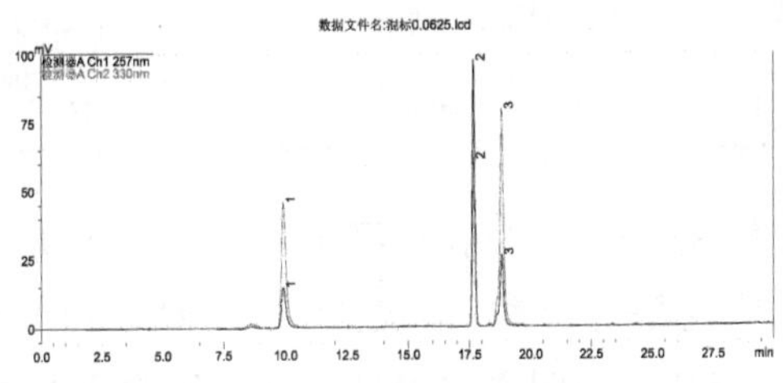

图 3.7　混合标准品的液相色谱图

3.3.2.3　精密度试验

测定 6 次同一浓度混合标准品的峰面积,5 - *O* - 咖啡酰基奎宁酸、3,5 - 二咖啡酰基奎宁酸、槲皮素 - 3 - *O* - 葡萄糖苷的相对标准偏差 RSD% 分别为 0.51% 、0.51% 、0.48% 。说明仪器精密度良好。

3.3.2.4　加标回收率的试验结果

根据预试验得出,石油醚萃取组中正丁醇萃取层的 3,5 - 二咖啡酰基奎宁酸、槲皮素 -3 - *O* - 葡萄糖苷含量最多,正己烷萃取组中水萃取层的 5 - *O* - 咖啡酰基奎宁酸含量最多,因此本次试验的添加回收率测定中 3,5 - 二咖啡酰基奎宁酸、槲皮素 -3 - *O* - 葡萄糖苷是建立在石油醚萃取组中正丁醇萃取层上进行的,5 - *O* - 咖啡酰基奎宁酸是建立在石油醚萃取组中水萃取层上进行,分析的液相结果如图 3.8 中四个色谱图所示,并根据峰面积进行计算回收率。

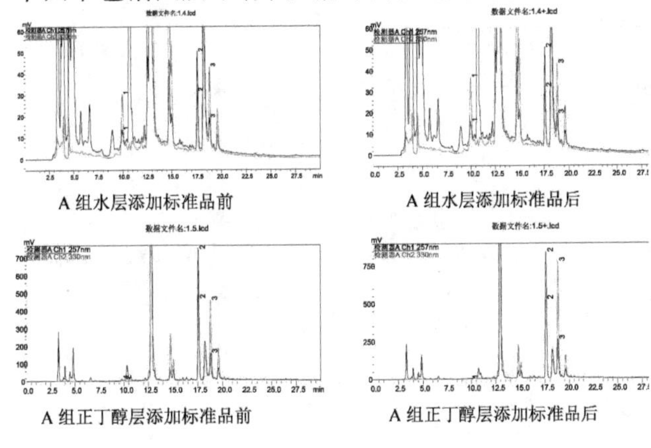

图 3.8　三种化合物加标回收试验色谱图

表 3.3　加标回收率的试验结果

样品成分	对照样品检测量/mg	加标量/mg	加标样品检测量/mg	添加回收率/%
5 - *O* - 咖啡酰基奎宁酸	0.0494 ±0.0004	1	1.0469 ±0.0047	95.63
3,5 - 二咖啡酰基奎宁酸	0.2462 ±0.0037	1	1.2333 ±0.0226	95.29
槲皮素 - 3 - *O* - 葡萄糖苷	0.6735 ±0.0046	1	1.6694 ±0.0065	96.53

根据图 3.8 所获数据经添加回收计算结果如表 3.3 所示，5 - *O* - 咖啡酰基奎宁酸、3,5 - 二咖啡酰基奎宁酸、槲皮素 - 3 - *O* - 葡萄糖苷回收率分别是 95.63%、95.29%、96.53%，表明本方法具有良好的检测性能。加标回收试验可以通过添加标准品的量来判断试验方法的准确性。

3.3.2.5　不同萃取层样品含量及所占百分比

对 A、B 两组有机溶剂系统分离各萃取层中 3 种化合物含量测定结果如图 3.9 和图 3.10 所示。

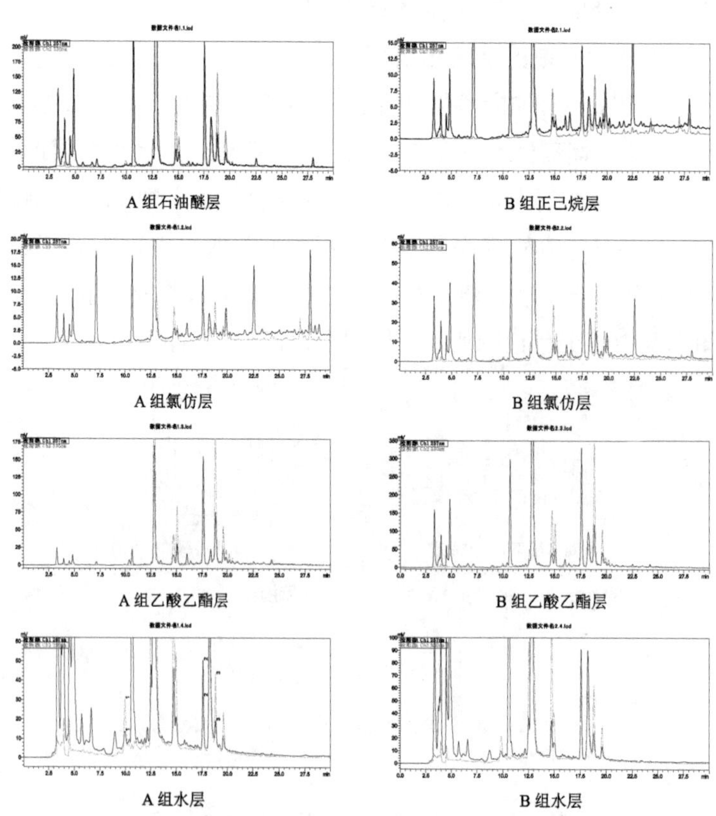

A 组石油醚层　B 组正己烷层

A 组氯仿层　B 组氯仿层

A 组乙酸乙酯层　B 组乙酸乙酯层

A 组水层　B 组水层

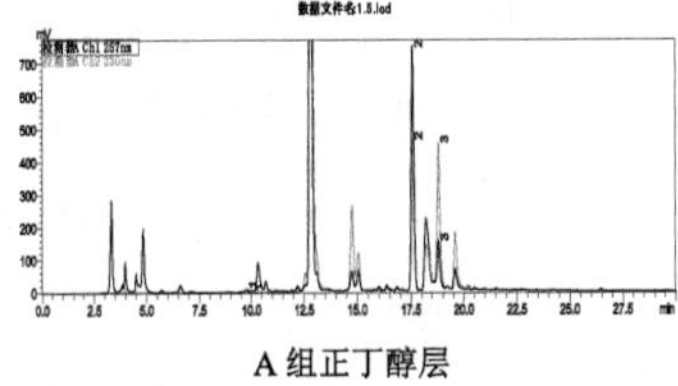
A 组正丁醇层

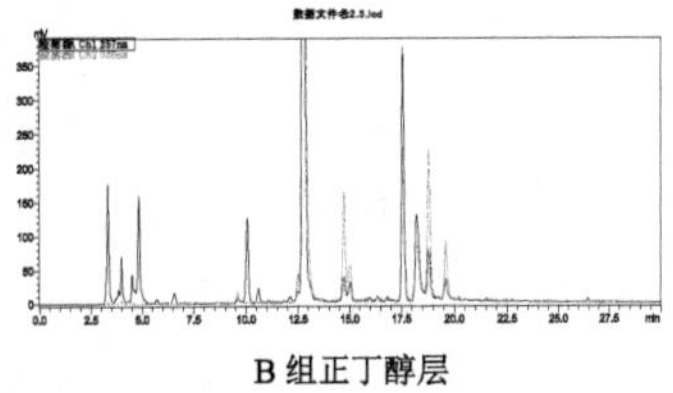
B 组正丁醇层

图 3.9　不同萃取层的液相色谱图

不同萃取层样品含量及所占百分比的分析结果表明,槲皮素 -3 - *O* - 葡萄糖苷的活性成分在 A 组的各萃取层中的分配比例为正丁醇 > 石油醚 > 乙酸乙酯 > 水 > 氯仿;3,5 - 二咖啡酰基奎宁酸在 A 组的各萃取层中的分配比例为正丁醇 > 乙酸乙酯 > 石油醚 > 水 > 氯仿;5 - *O* - 咖啡酰基奎宁酸在 A 组的各萃取层中的分配比例为水 > 石油醚 > 正丁醇 > 乙酸乙酯 > 氯仿。槲皮素 -3 - *O* - 葡萄糖苷的活性成分在 B 组的各萃取层中的分配比例为正丁醇 > 乙酸乙酯 > 水 > 氯仿 > 正己烷;3,5 - 二咖啡酰基奎宁酸在 B 组的各萃取层中的分配比例为正丁醇 > 乙酸乙酯 > 水 > 氯仿 > 正己烷;5 - *O* - 咖啡酰基奎宁酸在 B 组的各萃取层中的分配比例为水 > 乙酸乙酯 > 氯仿 > 正丁醇 > 正己烷。

比较这三种成分在 A 萃取组和 B 萃取组可以发现,正己烷和氯仿层中 3 种活性成分的分配最少,因此在提取分离这 3 种成分时后期可以采用正己烷和氯仿将作为非目标成分萃取分离剔除的主要试剂,由于石油醚中含有一定量的三种活性成分分配,说明在使用石油醚剔除非目标成分不可行,正丁醇、乙酸乙酯和水层中含量分配比重较大,综合考虑以上试验分析数据,提取分离 5 - *O* - 咖啡酰基奎宁酸、3,5 - 二咖啡酰基奎宁酸、槲皮素 -3 - *O* - 葡萄糖苷时重点是正己烷、正丁醇。

因此,建议后期开展专用正己烷和正丁醇两种有机溶剂的快速、高效、节约的分离提取体系,即第一萃取试剂用正己烷进行非目标成分的剔除溶剂,这样 3 种目标成分分配到正己烷的最少,又可以剔除非目标成分,第二萃取试剂为正丁醇,主要是将目标成分尽可能集中的正丁醇中。

试验测得在石油醚(正己烷)、氯仿、乙酸乙酯、水和正丁醇层中均有 3 种活性成分(图 3.9),经过各萃取层中含量的测定,经计算获得新鲜短梗五加中 3 种活性成分的含量如表 3.4 所示,经 A 组萃取分离后测定中的槲皮素 -3 - *O* - 葡萄糖苷在新鲜短梗五加中的含量为 10.6011 mg/kg,5 - *O* - 咖啡酰基奎宁酸在新鲜短梗五加中的含量为 0.7893 mg/kg,3,5 - 二咖啡酰基奎宁酸在新鲜短梗五加中的含量为 11.3094 mg/kg。经 B 组萃取分离后测定的槲皮素 – 3 – *O* – 葡萄糖苷在新鲜短梗五加中的含量为 7.8365 mg/kg，5 – *O* – 咖啡酰基奎宁酸在新鲜短梗五加中的含量为 0.6193 mg/kg，3，5 – 二咖啡酰基奎宁酸在新鲜短梗五加中的含量为 8.4558 mg/kg（图 3.10）。

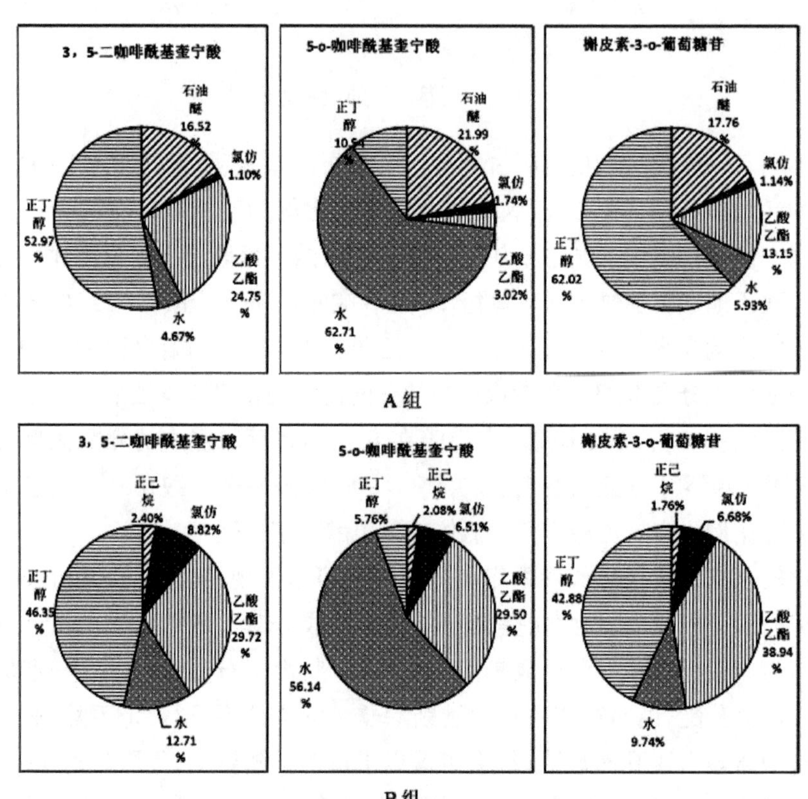

图 3.10　三种化合物在不同萃取层含量所占百分比

表 3.4　不同萃取层中三种化合物的含量

样品	槲皮素 – 3 – *O* – 葡萄糖苷 /mg · kg^{-1}	5 – *O* – 咖啡酰基奎宁酸 /mg · kg^{-1}	3，5 – 二咖啡酰基奎宁酸 /mg · kg^{-1}
A 组石油醚层	1.9248	0.1736	0.7765
A 组氯仿层	0.1234	0.0137	0.0516
A 组乙酸乙酯层	1.4246	0.0238	1.1632
A 组水层	0.4075	0.4950	0.2196
A 组正丁醇层	6.7208	0.0832	2.4897
B 组正己烷层	0.1383	0.0129	0.0586

续表

样品	槲皮素 -3 - *O* - 葡萄糖苷 /mg · kg⁻¹	5 - *O* - 咖啡酰基奎宁酸 /mg · kg⁻¹	3,5 - 二咖啡酰基奎宁酸 /mg · kg⁻¹
B 组氯仿层	0.5231	0.0403	0.2158
B 组乙酸乙酯层	3.0517	0.1827	0.7270
B 组水层	0.7629	0.3477	0.3108
B 组正丁醇	3.3605	0.0357	1.1338

根据 A 和 B 两个对照组显示，同样的短梗五加样品在采取不同的萃取组合时，测定的 3 种成分含量显示出一定的差异性，在短梗五加中无论是总含量还是单个萃取层的含量，都是 A 组较高，说明 A 组中 3,5 - 二咖啡酰基奎宁酸、槲皮素 -3 - *O* - 葡萄糖苷、5 - *O* - 咖啡酰基奎宁酸在各萃取层中分散度高，不利于集中分离制备，如何在短梗五加中提取这 3 种活性成分更为高效是在本次试验基础上还需要深入探索的一个课题。特别是如何简化有机溶剂萃取组合的前提下，能够高效分离 3 种化合物的研究对于相关企业提高成本具有重要意义。

3.4　短梗五加中绿原酸衍生物和槲皮素苷的鉴定

3.4.1　材料与方法

3.4.1.1　材料

(1)试剂。

短梗五加[*Acanthopanax sessiliflorus* (Rupr. Maxim.) Seem.]于 2017 年 5 月在丹东和通化地区的早市收购；5 - *O* - 咖啡酰基奎宁酸(CAS 号 906 - 33 - 2)、3,5 - 咖啡酰基奎宁酸(CAS 号 2450 - 53 - 5)、槲皮素 -3 - *O* - 葡萄糖苷(CAS 号 482 - 35 - 9) Merck 公司；所有有机溶剂均为色谱纯 Fisher Scientific 美国。

(2)仪器与设备。

核磁 Bruker (AM 500 MHz) spectrometer, Billerica, MA, 美国；分离柱 YMC - gel ODS - A (S - 75μm), YMC 公司，日本；Sephadex LH - 20, GE Healthcare Bio - science AB, Uppsala, 瑞典；安捷伦 1200 (Agilent 1200 series)质谱仪 Thermofisher scientific, CA 美国；多功能提取浓缩机组 TS - NS - 50，上海顺义实验设备有限公司；UV - 2600 型紫外分光光度计，日本岛津；60 与 100 目筛，浙江上虞市道虚五四仪器厂；中压液相色谱 Interchim MPLC system, Puriflash

450，美国。

3.4.1.2 试验方法

取浸膏 40 g 悬浮于水，依次用氯仿、乙酸乙酯进行萃取，旋转蒸发致干，其中从 40 g 浸膏中获得乙酸乙酯提取物 1.5 g，乙酸乙酯部分用中压液相色谱进行分离(表 3.5)，色谱柱为 ODS 硅胶柱，采用甲醇和水进行梯度洗脱(0→100%，甲醇体积递增)，经分离得到 4 种化合物，化合物的量分别为化合物 1（40 mg)，化合物 2(25 mg)，化合物 3(9 mg)，化合物 4(20 mg)。其他正丁醇层、水层、氯仿层以及正己烷层中的化合物没有进行分离纯化，这部分正在分离纯化的过程中。

表 3.5 中压液相色谱分离条件

时间 /min	流速 /mL · min^{-1}	A（甲醇） /%	B（水） /%
开始	10	5	95
10	10	20	80
20	10	40	60
40	10	70	30
50	10	90	10
60	10	100	0

3.4.1.3 分离纯化及结构表征

高分辨串联质谱检测条件中，液相色谱流动相 A 为 0.01% 甲酸水溶液(含 2 mol/L甲酸铵)，流动相 B 为 0.01% 甲酸甲醇溶液(含 2 mol/L 甲酸铵)。梯度洗脱程序：0 ~ 1.0 min，B 相保持 3%；1.0 ~ 1.5 min，B 相从 3% 线性升至 15%；1.5 ~ 2.5 min，B 相从 15% 线性升至 50%；2.5 ~ 18.0 min，B 相从 50% 线性升至 70%；18.0 ~ 23.0 min，B 相从 70% 线性升至 98%；23.0 ~ 27.0 min，B 相保持 98%；27.0 ~ 27.1 min，B 相从 98% 线性降至 3%；27.1 ~ 30 min，B 相保持 3%。

质谱离子源参数：电喷雾电离，正/负离子模式(ESI +/ESI -)；喷雾电压(ISVF)5500 V；离子源温度(TEM)400°C；气帘气(CUR)35 psi；雾化气(GS1)50 psi；辅助气(GS2)55 psi。一级质谱(TOF - MS)参数：扫描范围(TOF Masses) 50 - 1500 Da；采样时间(Duration)20 min；累计时间(Accumulation time)0.15 s；去簇电压(DP)80 V。二级质谱(IDA - MS/MS)参数：累计时间(Accumulation time)0.05 s；选择高灵敏度模式(High Sensitivity)；Switch Criteria 中响应值阈值(Which exceeds)100 cps；排除同位素范围(Exclude isotopes within)4 Da；离子排除逻辑(Exclude former target ions)Never；去簇电压(DP)80 V；碰撞能量(CE)35

V;碰撞能量动态变量(CES)15 eV。每次实验前,通过 CDS 系统,对仪器分别进行 MS 和 MS/MS 模式的质量精度校正,实验过程中,每运行 3 针样品,自动进行一次质量精度校正。

NMR 分析在 Varian NMR system 500 MHZ 上进行，将样品溶于 CD3OD 溶液中，1H 和 13C 谱的 δ values 以 TMS(tetramethylsilane)为内标。

3.4.2　结果与分析

针对分离获得的化合物进行了核磁共振氢谱、碳谱和质谱分析,为了避免溶剂中的质子的干扰,核磁分析中制备样本时使用 CD3OD 制备检测样品,用四甲基硅烷(TMS)作为内标物来校准化学位移。

表 3.6　化合物核磁共振波谱数据

NO.	1		2		3	
	δ_H	δ_C	δ_H	δ_C	δ_H	δ_C
1		74.7		73.3		74.4
2	1.95 2.10	36.8	2.18 2.25	36.2	2.01 2.20	36.6
3	4.08	36.8	5.44	70.6	4.15	36.6
4	3.63	70.5	3.99	69.3	3.76	70.7
5	5.24	72.1	5.40	71.2	5.29	74.4
6	2.09 2.15	69.9	2.22 2.36	34.6	2.16 2.24	70.7
1′		126.4		126.5		126.2
2′	6.95	113.8	7.09	113.9	7.06	113.6
3′		148.1		145.3		148.2
4′		145.7		148.1		145.8
5′	6.68	113.8	6.79	115.1	6.80	145.4
6′	6.85	121.6	6.97	121.6	6.97	113.7
7′	7.45	145.4	7.63	145.7	7.54	145.8
8′	6.16	115.1	6.27	113.7	6.23	115.1
9′		167.3		167.3		166.8
1″				126.1		
2″			7.09	114.2		
3″				145.3		
4″				148.1		

续表

NO.	1		2		3	
	δ_H	δ_C	δ_H	δ_C	δ_H	δ_C
5″			6.79	115.1		
6″			6.97	121.7		
7″			7.59	145.9		
8″			6.35	113.7		
9″				167.5		
1 - COOH		174.0		176.0		
1 - $COOCH_3$						174.0
1 - OCH_3					3.71	51.5

对化合物1、2、3的NMR system 500 MHz的核磁共振谱数据结果和质谱数据如表3.6和图3.10～图3.18所示，根据相关图谱和分析数据，分离的1、2、3化合物分析鉴定为5 - *O* - 咖啡酰基奎宁酸、3,5 - 咖啡酰基奎宁酸和5 - *O* - 咖啡酰基奎宁酸甲酯，其中图3.11至图3.13分别是5 - *O* - 咖啡酰基奎宁酸的氢谱、碳谱和质谱图；图3.14至图3.16分别是3,5 - 咖啡酰基奎宁酸的氢谱、碳谱和质谱图；图3.17至图3.19分别是5 - *O* - 咖啡酰基奎宁酸甲酯的氢谱、碳谱和质谱图。

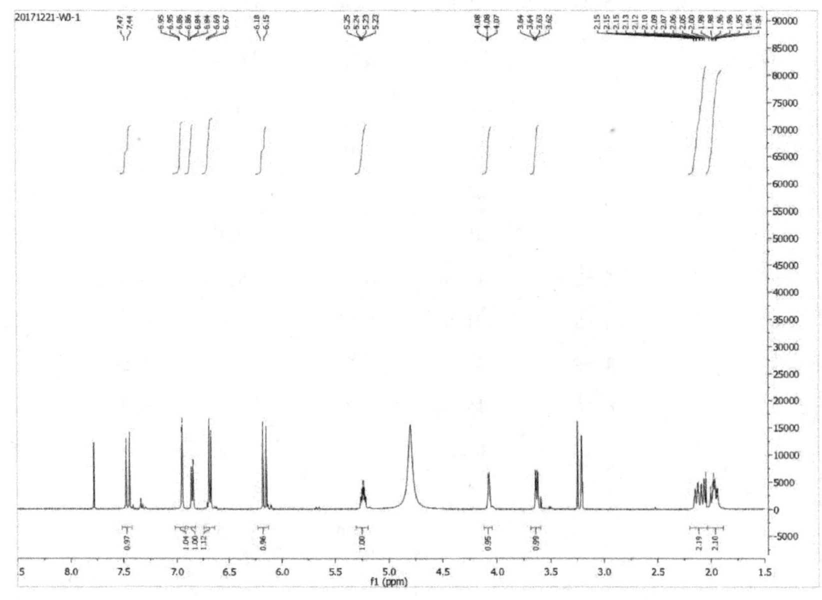

图3.11　5 - *O* - 咖啡酰基奎宁酸的^1H - NMR图谱

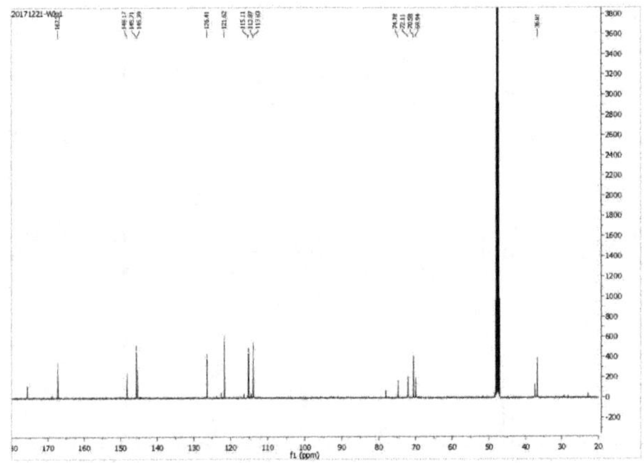

图 3.12　5 - O - 咖啡酰基奎宁酸的^{13}C - NMR 图谱

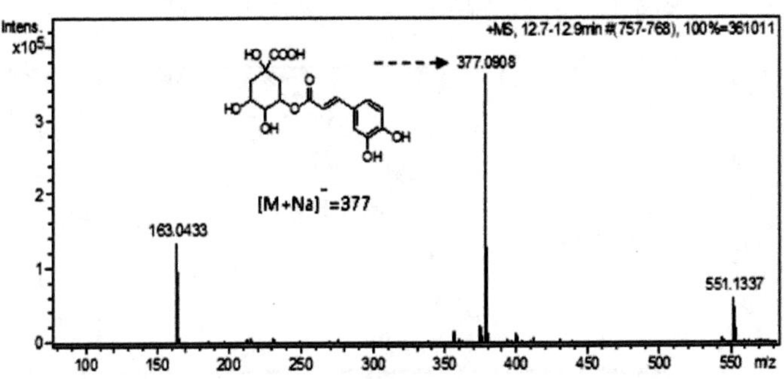

图 3.13　5 - O - 咖啡酰基奎宁酸的质谱图

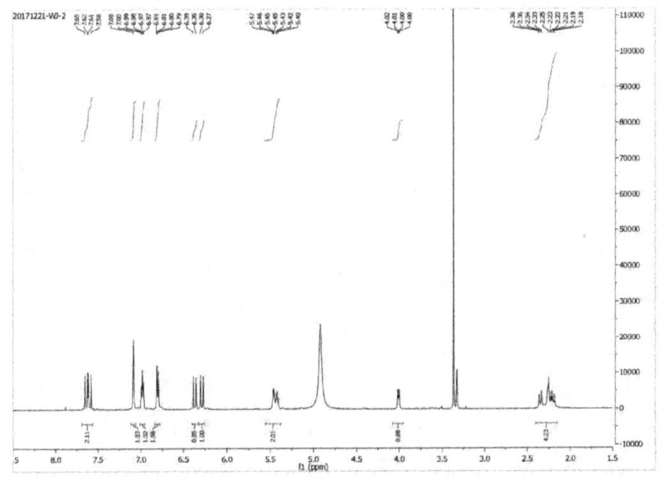

图 3.14　3,5 - 二咖啡酰基奎宁酸的^{1}H - NMR 图谱

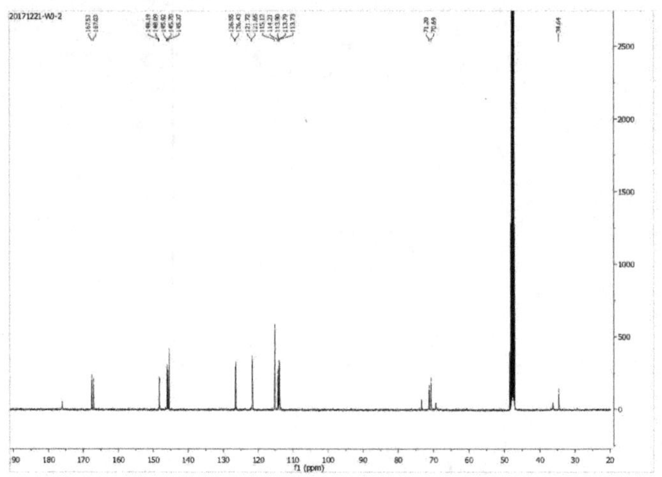

图 3.15　3,5 二咖啡酰基奎宁酸的^{13}C－NMR 图谱

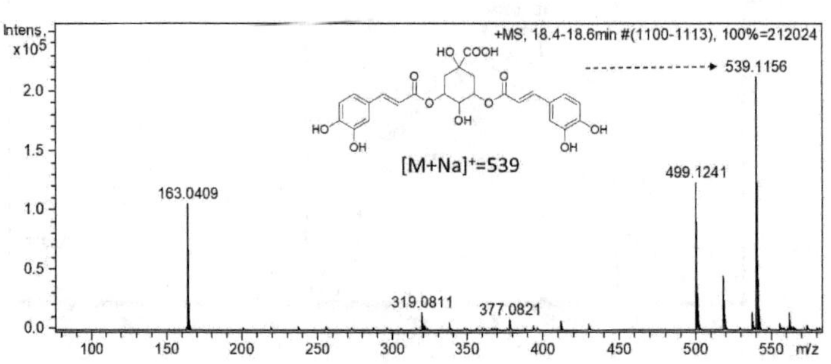

图 3.16　3，5－二咖啡酰基奎宁酸质谱图

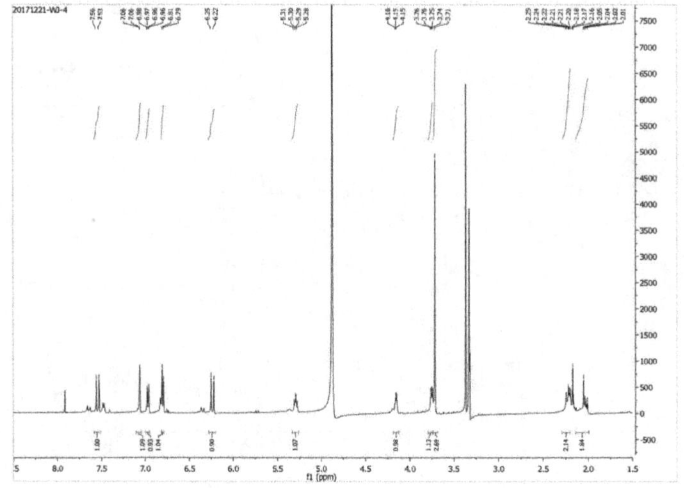

图 3.17　5－O－咖啡酰基奎宁酸甲酯^{1}H－NMR 图谱

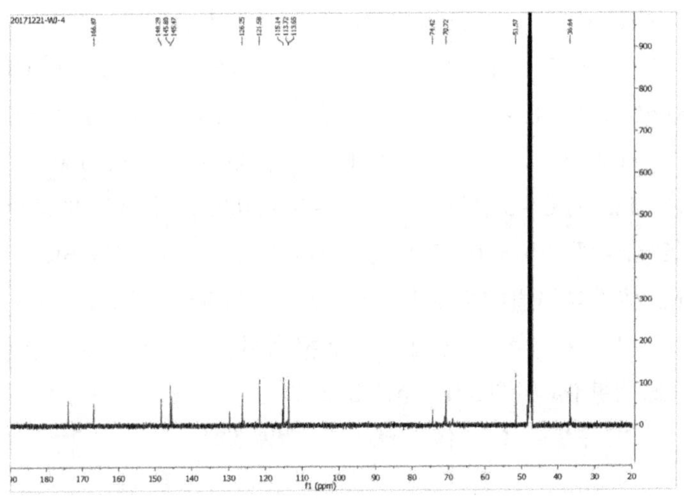

图 3.18　5 – *O* – 咖啡酰基奎宁酸甲酯^{13}C – NMR 图谱

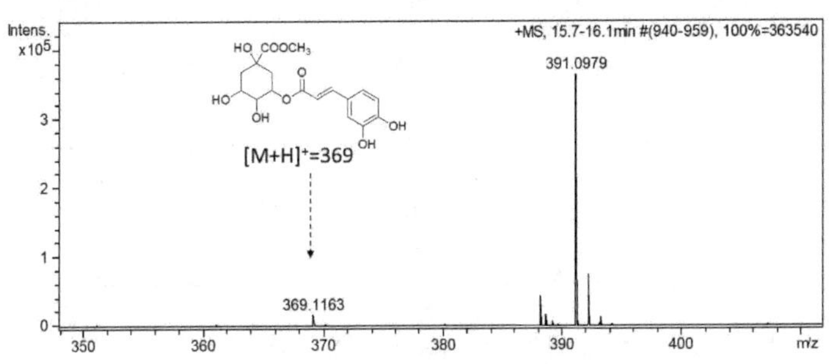

图 3.19　5 – *O* – 咖啡酰基奎宁酸甲酯质谱图

化合物 1、2 和 3 的分析结果分别与 Ewelina 和 Jian 报道的 5 – *O* – 咖啡酰基奎宁酸、3,5 – 二咖啡酰基奎宁酸和 5 – *O* – 咖啡酰基奎宁酸甲酯的结构数据完全相符。本实验证明了短梗五加中含有 5 – *O* – 咖啡酰基奎宁酸、3,5 – 二咖啡酰基奎宁酸和 5 – *O* – 咖啡酰基奎宁酸甲酯等活性成分。

本次分离的 3 种化合物属于绿原酸类化合物。

为了进一步验证化合物 1、2 和 3 组分的分子量，利用电喷雾质谱进行了检测，其结果，ESI – MS 图谱中化合物 1 和 2 的分子离子峰[M + Na] + 的分子量分别为 377、539，化合物 3 的分子离子峰[M + H] + 为 369，与相关文献报道的一致，本实验进一步验证了从短梗五加中分离的 3 种化合物分别是 5 – *O* – 咖啡酰基奎宁酸、3,5 – 二咖啡酰基奎宁酸和 5 – *O* – 咖啡酰基奎宁酸甲酯。

化合物 4 的核磁共振 1H – NMR δ:8.04(2H,d,J = 9.0Hz,H – 2′,6′),6.88

(2H,d,J=9.0Hz,H-3′,5′),6.43(1H,d,J=2.0Hz,H-8),6.21(1H,d,J=2.0Hz,H-6),5.46(1H,d,J=2.0Hz,H-6),5.46(1H,d,J=7.5Hz,H-1″),3.08-3.58(6H,m);^{13}C-NMR,δ:177.5(C-4),164.1(C-7),161.2(C-5),159.9(C-4′),156.3(C-2),156.3(C-9),133.2(C-3),130.9(C-2′,6′),120.8(C-1′),115.1(C-3′,5′),104.1(C-10),100.9(C-1″),98.7(C-6),93.6(C-8),77.3(C-5″),76.3(C-3″),74.1(C-2″),70.0(C-4″),61.0(C-6″)。

核磁分析结果与报道的槲皮素-3-*O*-葡萄糖苷相同,ESI-MS图谱中分子离子峰[M+H]+为487,与相关文献报道的一致,故确认化合物4为槲皮素-3-*O*-葡萄糖苷(如图3.19至图3.22)。

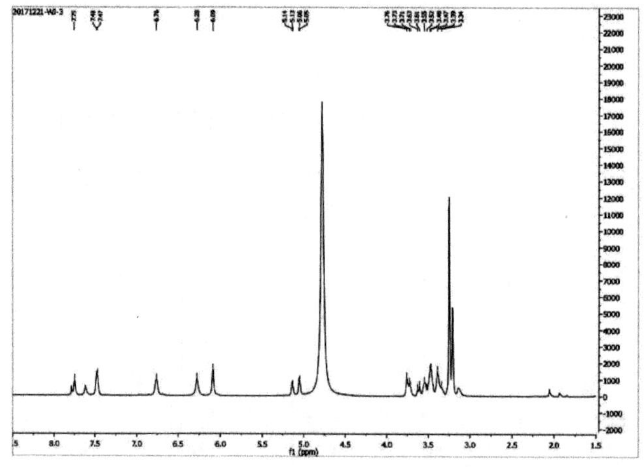

图3.20　槲皮素-3-*O*-葡萄糖苷^{1}H-NMR图谱

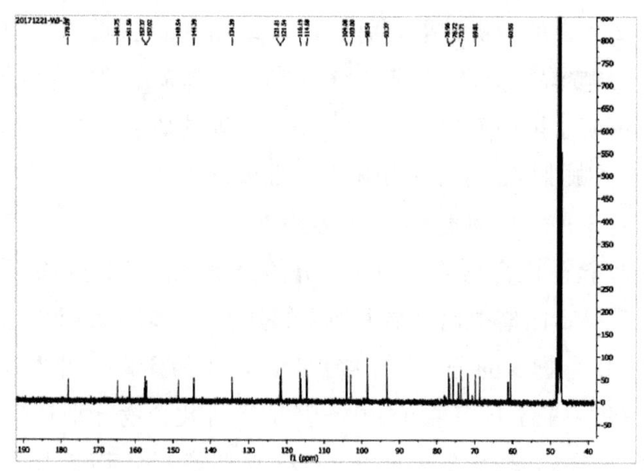

图3.21　槲皮素3-*O*-葡萄糖苷^{13}C-NMR图谱

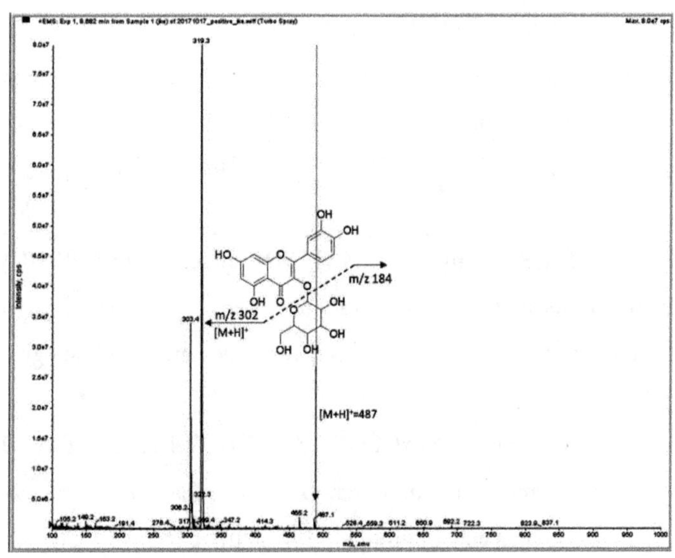

图 3.22　槲皮素 3－O－葡萄糖苷质谱图

天然产物物化学成分结构类型变化繁多，目前一般是采用核磁和液质联共同使用鉴定分离化合物的结构。本研究中分离的 4 种化合物应用了核磁和液质联用技术，获得了良好的分析结果。

参考文献

[1]中华人民共和国卫生部公告 2008 年第 12 号[J/OL]. 中国食品卫生杂志，2008，20(4)：283 DOI：10.13590/j.cjfh.2008.04.026.

[2]李健，谢晶，刘宁，黎晨晨. 新资源食品短梗五加的化学组成及药用价值研究[J]. 农产品加工，2016，9：5－56.

[3]裴世春，徐玖亮，UM Byunghun，商亚芳. 2HPLC－ABTS＋在线法筛选细叶杜香叶部抗氧化活性成分[J]. 食品科学，2012. 33(19)：88－91.

[4]耿雪飞，郑永杰，赵明，UM Byunghun. 基于 HPLC－ABTS 体系筛选细叶杜香抗氧化活性成分[J]. 化学工程师，2011，10：70－73.

[5]林恋竹，赵谋明. 反应时间对 DPPH·法、ABTS＋法评价抗氧化性结果的影响[J]. 食品科学，2010，31(5)：63－67

[6]杨华，韩坤，宛晓春，方从兵. 野葛异黄酮糖苷的分离纯化及体外清除自由基活性的研究[J]. 安徽农业大学学报. 2011，38(2)：146－150

[7]SHANG YAFANG, SANGMIN KIM, BYNGHUHUN Um et al. Pressurized liquid method for fucoxanthin extraction from Eisenia bicyclis (Kjellman) Setchell [J]. Journal of bioscience and bioengineering, 2011,111(2):237 -241.

[8]季春,黄筑艳. 川苟络氨酸酶抑制性作用的研究[J]. 化工原理. 2013. 20:211.

[9]EWELINA BAJKO, MONIKA KALINOWSKA, PIORT BOROWSKI et al. 5 - O - Caffeoylquinic acid: A spectroscopic study and biological screening for antimicrobial activity [J]. LWT - Food science and technology, 2016, 65: 471 -479.

[10]JACK L. ARBISER, XINGCONG LI, CHOWDHURY FIAZ HOSSAIN et al. Naturally occurring proteasome inhibitors from mate tea (Ilex paraguayensis) serve as models for topical proteasome Inhibitors. The journal of investigative dermatology. 2005, 125:207 -212.

[11] JIAN CHEN, SVEN MANGELINCKX, LI M. Caffeoylquinic acid derivatives isolated from the aerial parts of Gynura divaricata and their yeast α - glucosidase and PTP1B inhibitory activity. Fitoterapia, 2014, 99 :1 -6

[12]PAYEN,A. Memoire sur le cafe. Annals de chimie et de physioque, 1849, 26:108 -123.

[13]CLIFFORD, M. N. Chlorogenic acids[M]. London: Elsevier, 1985.

[14] KY, C. L, LOUARN, J, DUSSERT, S et al. Caffeine, trigonelline, chlorogenic acids and sucrose diversity in wild Coffea arabica L. and C. canephora P. accessions[J]. Food chemistry, 2001,75:223 -230.

[15]VAN BUREN, J, DE VOS, L, PILNIK, W. Chlorogenic acid and flavonol glycosides in juice from enzyme - treated golden delicious apple pulp[J]. Journal of food science, 1973,38:656 -674.

[16]郭军,孙宝俊,郑金萍,等. 食品新资源短梗五加的研究开发[J]. 中国食物与营养,2008,12:26 -27.

[17]邵信儒,孙海涛,姜瑞平,等. 短梗五加果花色苷微球的制备及其缓释效果评价[J]. 食品科学,2015. 36(22):40 -45.

[18]雷军,陈屏,许旭东,等. 短梗五加茎的化学成分研究[J]. 中国药学杂志. 2014. 49(18):1595 -1598.

[19]孟永海, 王欣慰, 吴高松等. 中医药学报[J]. 短梗五加果中化学成分

的分离和鉴定，2016，44(2)：13－16.

[20]管美玉，刘玉强，才谦，等. 无梗五加果实抗疲劳活性研究[J]. 亚太传统医药，2015，11(19)：10－12. DOI：10.11954/ytctyy.201519005.

[21]冯颖，王建国，孟宪军，等. 无梗五加果黄酮的提取及抗油脂氧化性能的研究[J]. 食品研究开发，2006，27(3)：35－36. DOI：10.3969/j.issn.1005－6521.2006.03.012.

[22]王莉飞，侯微，孟庆福，等. 无梗五加果肉及其叶清除自由基能力初探[J]. 特产研究，2010，32(2)：40－42.

[23]路欣，杨小兰. 啤酒花多酚提取物体内外抗氧化活性研究[J]. 食品科学，2015，36(1)：13－18. DOI:10.7506/spkx1002－6630－201501003.

[24]王恩智，缪汉强，周新辉，等. 茶多酚对金黄色葡萄球菌的抑制作用[J]. 中国药师，2010，13(5)：740－742. DOI：10.3969/j.issn.1008－049X.2010.05.062.

[25]杨春娟. 无梗五加果化学成分分析和 chiisanogenin 的药动学研究[D]. 沈阳：沈阳药科大学，2009.

[26]李林. 无梗五加果实化学成分的研究[D]. 沈阳：辽宁中医药大学，2010.

[27]邵信儒，马中苏，孙海涛. 一种具有抗氧化活性的短梗五加浆果花色苷的制备方法：中国：201310369190.X[P]. 2013－11－27.

[28]李鹤，胡文忠，姜爱丽，等. 短梗五加各部位活性成分及其食药用价值研究进展[J]. 食品工业科技，2016，37(6)：372－376. DOI:10.13386/j.issn1002－0306.2016.06.066.

[29]贺小露，张蕊，孙明亮，等. 短梗五加果镇静催眠作用实验研究[J]. 中药材，2013，36(8)：1329－1331. DOI:10.13863/j.issn1001－4454.2013.08.034.

[30] Ewelina Bajko, Monika Kalinowska, Piotr Borowski, Leszek Siergiejczyk, Włodzimierz Lewandowski. 5－O－Caffeoylquinic acid：A spectroscopic study and biological screening for antimicrobial activity [J]. LWT － Food Science and Technology, 2016, 65.

[31] Jian Chen, Sven Mangelinckx, Li Ma, Zhengtao Wang, Weilin Li, Norbert De Kimpe. Caffeoylquinic acid derivatives isolated from the aerial parts of Gynura divaricata and their yeast α－glucosidase and PTP1B inhibitory activity [J].

Fitoterapia,2014,99.

[32]张加余,乔延江,张倩,等.液质联用技术在天然产物结构鉴定中的应用进展[J].药物分析杂志,2013,33(2):349-354.

[33]张嫚丽,史清文,顾玉诚.核磁共振技术及其在天然产物结构鉴定中的应用[J].河北医科大学学报,2006(4):314-317.

[34]周蕙祯,汤良杰,龚宇,等.瑞香狼毒花化学成分及其抗氧化活性研究[J].中草药,2020,51(9):2395-2401.

[35]詹十音.HPLC 法同时测定复方穿心莲片中4种成分的含量[J].中国药房,2016,27(24):3425-3428.

[36]詹十音.RP-HPLC 同时测定不同产地路边青药材中4种活性成分的含量[J].中国实验方剂学杂志,2016,22(14):98-101.

[37]张曼,王岸娜,吴立根,等.槲皮素-3-*O*-葡萄糖苷与糖蛋白 gp1 相互作用的研究[J].河南工业大学学报(自然科学版),2016,37(02):98-104.

[38]黄慧莲,刘科兰,邵峰,等.高效液相-质谱串联方法快速测定大鼠血浆中的槲皮素-3′-*O*-葡萄糖苷含量(英文)[J].Journal of Chinese Pharmaceutical Sciences,2012,21(3):219-225.

[39]林治鑫,顾雪竹,刘珺.高速逆流色谱结合 UNIFAC 数学模型分离纯化淡竹叶中的槲皮素-3-*O*-葡萄糖苷[J].中国实验方剂学杂志,2011,17(05):23-27.

[40]孔阳.蝙蝠葛茎叶化学成分的研究[D].西北农林科技大学,2005.

第四章　短梗五加中激素类物质玉米赤霉烯酮的分析

玉米赤霉烯酮(Zearalenone,简称 ZEA)属于类雌激素物质,在植物中普遍存在,近来主要是将其作为镰刀菌属(Fusarium)产生的有毒代谢产物开展食品安全性相关的研究,但是众多的研究表明,玉米赤霉烯酮与植物生长、性别控制等具有密切关系,是植物生长的重要调节激素。内源性玉米赤霉烯酮在冬麦越冬幼苗的春化过程中起重要作用,它可能是控制植物春化作用的一种物质。外施玉米赤霉烯酮能够增加细胞分裂素含量、降低脱落酸含量,玉米赤霉烯酮能够促进棉花提早现蕾,改变棉花发育过程。

因此,通过对短梗五加中玉米赤霉烯酮的检测,将有助于短梗五加的栽培技术的改进,同时对膳食摄入短梗五加的安全性评估提供基础性资料。

4.1　玉米赤霉烯酮的理化性质

1966 年 Urry 利用经典化学、质谱技术以及核磁共振确定了 ZEA 的化学结构,如图 4.1 所示,ZEA 属于二羟基苯甲酸内酯类化合物,分子式为 $C_{18}H_{22}O_5$,分子量为 318.4,是一种白色晶体,在 360 nm 紫外光下可以发出绿色荧光,260 nm 紫外光下绿色荧光强度更高。ZEA 熔点为 161 ~ 163℃,耐热性较强,通常 110℃下处理 1h 才能被完全破坏,碱性条件下可以破坏 ZEA 结构,碱溶液浓度降低时,重新还原成 ZEA。ZEA 不溶于水、四氯化碳和二硫化碳,微溶于石油醚(30 ~ 60℃),溶于碱性溶液、苯、乙酸乙酯、二氯甲烷、乙腈和乙醇等。

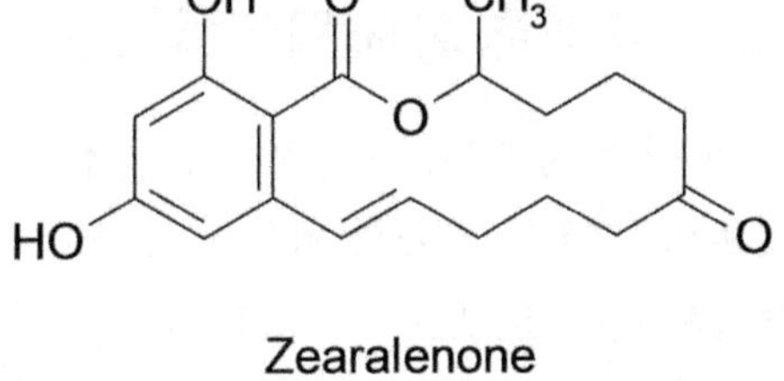

Zearalenone

图 4.1　玉米赤霉烯酮的结构图

ZEA 进入机体后经过胃肠道并被其吸收，肝肠循环可延长其在机体内的滞留时间，ZEA 大量随粪便排出体外，少量通过乳汁排出。在一些动物体内，ZEA 可在肝脏和肠黏膜中被 3 - OH - 类固醇脱氢酶还原为玉米赤霉烯醇（Zearalanol，简称 ZEL）。ZEL 有两种非对应异构体 α - ZEL 和 β - ZEL，α - ZEL 的熔点为 168 ~ 169℃，β - ZEL 的熔点为 174 ~ 176℃；α - ZEL 是 ZEA 在人和动物体内主要代谢产物，体内 α - ZEL 的含量可以反映 ZEA 对机体的毒性；α - ZEL 的雌激素活性是 ZEA 的三倍，β - ZEL 同 ZEA 相同。

ZEA 具有促进动物生长作用，早前曾被用于生长促进剂添加于饲料中，促进牲畜的体重增加速度。但随后其危害为人类所掌握，1988 年欧洲联盟宣布禁止将 ZEA 作为生长促进剂。ZEA 具有类雌激素作用，主要作用于动物生殖系统，使生殖激素发生紊乱，产生雌激素中毒症，严重危害动物的繁殖机能。猪是各种动物中对 ZEA 最敏感的，2001 年 Minervini 等每天给 32 日龄公猪和母猪喂食含 9mg/kg 的口粮，待其生长到 1 周岁时发现公猪精液浓度明显降低，并随生殖器官萎缩，母猪卵细胞发育异常，外阴和乳房肿大。ZEA 同样影响其他动物的生殖发育，可造成家禽生殖道囊肿、输卵管肿大等不良症状，还可以引发反刍动物发情期异常、排卵量降低以及受精率降低等生殖疾病。有研究发现，ZEA 具有潜在的致癌性，1998 年 Tomaszewski 等在子宫腺癌患者的子宫内膜中检测出 ZEA，但健康者的子宫内膜中未检出 ZEA，揭示了 ZEA 可能是诱发子宫腺癌的一个重要因素。2003 年 Abid - Essfi 等喂食雄鼠和雌鼠含不同剂量 ZEA 的粮食，结果发现，雄鼠和雌鼠的肝细胞瘤发病率随剂量的增加而升高。此外，ZEA 还能够抑制 DNA 合成以及导致染色体异常等不良作用。

世界粮农组织（FAO）公布截至 2003 年已有 19 个国家制定食品中 ZEA 的限量标准，欧盟也颁布法规，严格规定不同食品中 ZEA 的限量标准。

4.2 玉米赤霉烯酮的检测方法

ZEA 的检测方法主要分为两类，一类是以色谱技术为基础的物理化学检测方法，主要包括薄层层析法（TLC）、高效液相色谱法（HPLC）、气相色谱法（GC）等；另一类是免疫化学检测方法，包括放射免疫法（RIA）、胶体金试纸条（ICG）和酶联免疫吸附法（ELISA）等。其中 TLC、HPLC、ICG 和 ELISA 是目前普遍用于检测 ZEA 的方法。

4.2.1 薄层色谱法(TLC)

薄层色谱法(Thin Layer Chromatography,简称 TLC)是早期应用最广泛的检测技术。1990 年,美国官方分析化学师协会(Association of Official Agricultural Chemists,简称 AOAC)将 TLC 法列为 ZEA 检测标准方法。该方法原理是利用 ZEA 具有荧光性的特点,将样品进行提取、柱层析、洗脱、浓缩得到纯化的样品,经过薄层板分离,365 nm 紫外光照射下,ZEA 产生绿色荧光;254 nm 紫外光下,ZEA 荧光强度增强,可根据荧光强度对 ZEA 进行定量检测,最低检出量可分别达到 0.4 和 20 ng。TLC 法检测时容易受到其他荧光物质干扰,对造成测定结果误差,对于结果是否准确,需要通过其他实验进一步验证。

4.2.2 高效液相色谱法(HPLC)

高效液相色谱法(High Performance Liquid Chromatography,简称 HPLC)可以对样品中 ZEA 进行精确定量,而且结果稳定,已成为 ZEA 检测首选方法。该方法将样品进行提取、净化处理,利用适宜的流动相使样品通过液相色谱柱达到分离待测物的目的,使用荧光检测器进行检测,得到待测物含量,我国规定 HPLC 法检测 ZEA 的标准方法,将免疫亲和柱和 HPLC 结合使用,简化了样品前处理过程,避免传统方法液液萃取、净化和浓缩等烦琐步骤,有效排除样品中干扰物质,使检测结果更准确、可靠,灵敏度达到 5 μg/kg,但增加检测的成本。

4.2.3 酶联免疫吸附法(ELISA)

酶联免疫吸附法(Enzyme - Linked Immunosorbent Assay, 简称 ELISA)是以抗原抗体特异性结合和酶的高效催化显色反应为基础的一种检测技术。ZEA 是小分子物质,ELISA 检测其含量多采用竞争法,竞争法分为直接竞争 ELISA (DC - ELISA)和间接竞争 ELISA(IC - ELISA)。

DC - ELISA 将特异性抗体包被于酶标板上,利用辣根过氧化物酶(HRP)等标记抗原同样品中抗原竞争性结合包被抗体,充分反应形成酶标抗原 - 抗体的复合物,加入酶底物显色液,终止显色反应,放入酶标仪测定吸光值,根据吸光值测定样品中抗原的含量。

IC - ELISA 将完全抗原包被于酶标板上,包被抗原同样品中抗原竞争结合特异性抗体,形成抗原抗体 - 复合物,利用酶标二抗同抗原 - 抗体复合物结合达到检测样品中抗原含量的目的。DC - ELISA 较 IC - ELISA 减少添加酶标二抗的步骤,缩短了检测时间,使检测更简单、快速。1995 年和 1997 年 AOAC 将 DC - ELISA 定为 ZEA 标准检测方法,我国也将此方法作为检测食品和饲料中 ZEA 的标准方法。

综上所述,TLC、HPLC 和 ELISA 三种 ZEA 常用检测技术各有其利弊。TLC 法一直是我国检测部门普遍采用的方法,也是仲裁法,此方法操作简便、对仪器要求低,但检测灵敏度低,精确性差,且检测过程中高浓度标准品会对操作人员造成潜在危害。HPLC 法分离能力强、灵敏度高且定量准确,缺点是样品前处理烦琐,同免疫亲和柱法结合可简化前处理过程,但提高检测成本,并且设备仪器昂贵、操作技术要求高,不适合批量检测。ELISA 法是目前最常用的检测方法,利用此法研发的快速检测产品也较多,该方法对样品纯度要求低,特异性强,特别适用于大批量样品的检测,但试验中酶活性不稳定,操作不当会影响检测的准确性,且检测时间相对较长,因此不适合现场快速检测。随着经济的发展,尤其是中国加入 WTO 后,农副产品进出口贸易扩大,人们对食品质量和健康水平的要求日益提高,为避免发生 ZEA 污染所引发的食品中毒事件,开发简便、快速、灵敏、适用于样品实地检测的方法势在必行。

4.2.4 胶体金免疫层析技术

胶体金免疫层析技术(colloidal gold immunochromatographic assay,简称 ICG)是继荧光素、放射性同位素和酶标记之后发展的固相标记免疫检测技术,该技术以胶体金为标记示踪物,利用抗原抗体特异性反应,对抗原或抗体进行定位从而达到定性乃至定量检测的目的,适用于单份样品检测,使用简单、不需要仪器,只需要几分钟就可以用肉眼判断检测结果,且检测结果可以保存。近年来,ICG 技术作为一种快速免疫学检测技术,已被许多领域所采纳,作为常用检测方法。

胶体金免疫层析技术是 20 世纪 90 年代兴起的免疫学快速检测技术,1990 年 Beggs 首次建立了人类绒毛腺激素 HGG 的胶体金免疫层析方法。胶体金免疫层析试纸条主要由样品垫(Sample pad)、结合垫(Conjugate pad)、硝酸纤维素膜(Nitrocellulose membrane,简称 NC 膜)和吸水垫(Absorbent pad)组成,NC 膜上有两条线,一条为检测线(Test line,简称 T 线),另一条为质控线(Control line,简称 C 线),图 4.2 为 ICG 的结构示意图。

胶体金免疫层析试纸条有两种设计方式。一种是根据夹心法原理设计,主要用于检测大分子化合物;另一种根据竞争法原理设计,主要用于检测小分子化合物。

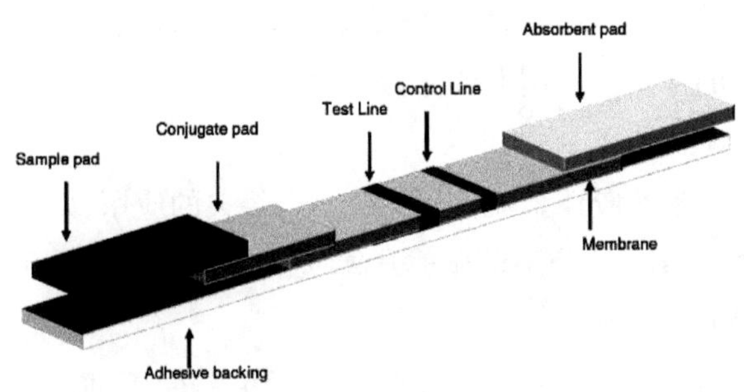

图 4.2　胶体金免疫层析示意图

(1) 夹心法。

双抗夹心法是检测抗原(Antigen,简称 Ag)或抗体(Antibody,简称 Ab)最常用的方法,分为双抗体夹心法和双抗原夹心法。待测物为抗原时,采用双抗体夹心法,待测物为抗体时,采用双抗原夹心法。双抗体夹心法需要两个针对待测抗原不同决定簇的抗体,大多采用特异性高的单克隆抗体,利用胶体金标记一种抗体并将结合物包被于结合垫上,NC 膜的检测线上包被另一种抗体,质控线上包被二抗,待检测样品中含有目标抗原时,首先同结合垫上的金标抗体作用,形成 Au - Ab - Ag 复合物,由于虹吸作用经过 NC 膜检测线,同包被抗体形成 Au - Ab - Ag - Ab,被截留在检测线上,形成红色条带,经过质控线时,金标抗体同二抗结合,不论样品中是否含有待测抗原,质控线处都会出现红色条带。因此,试纸条出现两条红色条带时样品呈阳性,仅质控线一条红色条带时样品呈阴性,没有红色条带或仅检测线出现红色条带时试纸条检测结果无效。双抗原夹心法原理同双抗体夹心法类似。

(2) 竞争法。

小分子物质(如毒品、农药等)不具备两个以上结合位点,无法使用夹心法进行检测,需要通过竞争法测定。竞争法和夹心法区别在于检测线上包被胶体金标记抗体所对应的抗原,利用此抗原同样品中目标抗原竞争金标抗体的结合位点,样品中目标抗原优先和金标抗体结合,若目标抗原量足够大时,金标抗体的结合位点完全被占据,无法同检测线上包被抗原反应,仅在质控线处形成一条红色条带,样品呈阳性;样品中不含有目标抗原或数量不足以占据金标抗体所有结合位点,金标抗体和检测线上包被抗原发生反应,形成红色条带,检测线和质控线同时出现红色条带,样品呈阴性。

胶体金免疫层析技术的巨大优势受到广泛青睐,近几年得到快速发展,应用范围也日益扩大，几乎涵盖当前免疫学诊断的各个方面，在临床诊断和药物检测等领域发挥巨大的作用。应用大致分为下面4类。

(1)激素检测。

早孕检测试纸条是胶体金免疫层析技术最经典的应用，妇女受孕10 d后，人绒毛膜促性腺激素(HCG)分泌量显著升高，通过试纸条检测尿液判断是否怀孕。

(2)病毒检测。

2002年Yousif Al－Yousif等制备轮状病毒免疫层析试纸条，同乳胶凝集试验一起检测粪便，检测结果一致

(3)致病微生物检测。

1998年Takeda等建立免疫层析技术检测水样中O157:H7，检测灵敏度为5×106cfu/mL，同细菌培养法和ELISA法比较，结果一致率分别为89.1%和87.2%。

(4)农兽药残留检测。

2008年王姝婷等研制氯霉素快速检测试纸条，灵敏度为1.5ng/mL，可用于动物源食品中氯霉素残留检测。2005年陈小旋研制盐酸克伦特罗免疫层析试纸条，可快速检测肉制品中盐酸克伦特罗残留情况，灵敏度为10 μg/kg。

胶体金免疫层析技术在ZEA检测中已有广泛的应用，检测原理如图4.3所示，利用NC膜检测线上的ZEA完全抗原和待测样品中目标抗原竞争结合垫上金标抗体的结合位点，检测阳性样品时，仅质控线处出现红色条带，检测阴性样品时，检测线和质控线同时出现红色条带。

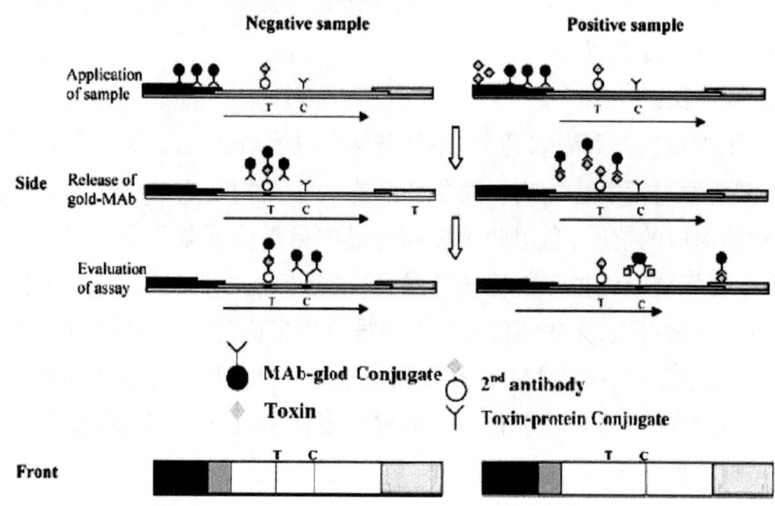

图4.3 试纸条原理图

4.3　基于胶体金试纸条的玉米赤霉烯酮检测方法构建

用于检测 ZEA 的胶体金试纸条涉及两个关键材料，一个是 ZEA 的完全抗原，一个是抗 ZEA 的单克隆抗体。下面就完全抗原的制备及单克隆抗体的制备过程做一详解。

4.3.1　完全抗原的制备

ZEA - OVA 的制备方法采用羧甲基羟胺法结合碳二亚胺法制备，合成路线如图 4.4 所示，取 5 mg(15 μmol) ZEA(MW = 318.46)溶解在 5 mL 吡啶(45 μmol)，添加 10 mg 的羧甲基羟胺半盐酸盐(carboxymethoxylamine hemihydrochloride，CMO)搅拌反应 2 h 后室温孵育过夜。旋转蒸发吡啶(B. P. 115 ~ 116℃)后用 5 mL 水溶解残渣，用 0.1 M NaOH 调 pH 至 8.0。加入 1 M HCl 至 pH 3.0，使反应产物 ZEA - CMO 在水相析出，使用乙酸乙酯萃取。萃取物用 Na_2SO_4进行干燥，所得 ZEA - CMO 为油状。下一步将 11.5 mg(100 mol) NHS (N - hydroxysuccinimide, Sigma, MW = 115) 和 20.5 mg (100 mmol) 的 DCC (1, 3 - dicyclohexylcarbodiimide, Sigma, DCC, MW = 206) 溶解在 2 mL DMF 中，获得 50 μmol/mL 的试剂，每 1 mL 的 DMF 试剂添加 15 μmol 的 ZON - CMO，混合溶液(ZEA - CMO : NHS : DCC = 1 : 3 : 3)在室温下孵育过夜。

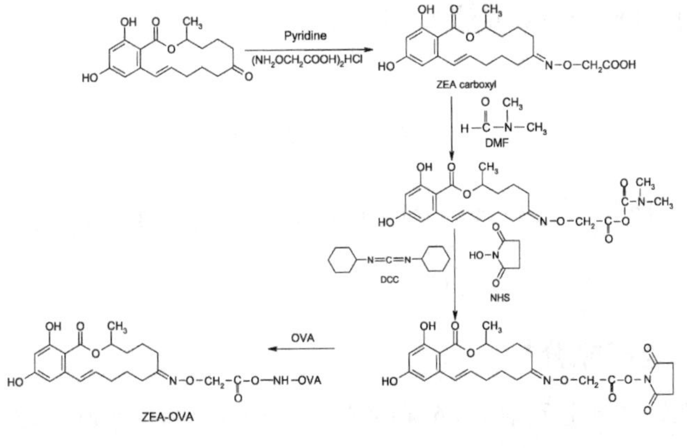

图 4.4　ZEA - OVA 完全抗原的合成路线

取 20 mg 的 BSA 和 16 mg 的 OVA 分别溶解于 2.5 mL 碳酸盐缓冲液(0.05 M pH 9.6)中，在 4℃冰箱中保存 2 h。取 BSA 和 OVA 溶液 3 份各添加 100 μL 的

ZEA－CMO－NHS(ZEA:protein＝6∶0.25＝24∶1)，将偶联物溶液在室温下孵育过夜后进行透析，用 Sephadex G－50 柱纯化。

取 20 mg 的 BSA 和 16 mg 的 OVA 分别溶解于 2.5 mL 碳酸盐缓冲液(0.05 M pH 9.6)中，在 4℃冰箱中保存 2 小时。取 BSA 和 OVA 溶液 3 份各添加 100 μL 的 ZEA－CMO－NHS(ZEA∶protein＝6∶0.25＝24∶1)，将偶联物溶液在室温下孵育过夜后进行透析，用 Sephadex G－50 柱纯化。

4.3.2 制备完全抗原的鉴定

以 PBS 作为对照，NanoDrop ND－1000 微量紫外分光光度计测定 ZEA－BSA 和 ZEA－OVA 的蛋白浓度。使用 0.01mol/L PBS 缓冲液将 BSA、OVA、ZEA－BSAH 和 ZEA－OVA 配制成蛋白浓度 1mg/mL 的溶液，使用紫外分光光度计在 200～500 nm 波长范围分别进行扫描。配制 1mg/mL BSA、OVA、ZEA－BSA、ZEA－OVA 溶液，进行 SDS－PAGE 电泳，观察抗原偶联前后泳动变化及完全抗原的纯度。使用包被缓冲液将 ZEA－BSA 和 ZEA－OVA 倍比稀释至不同梯度，包被于酶标板上，分别加入 1∶200,000 抗 ZEA 单克隆抗体和阴性血清(未免疫小鼠血清)，利用 IC－ELISA 法检测 ZEA－BSA 和 ZEA－OVA 的效价。每 10 天利用相同方法测定完全抗原的效价，检验其稳定性。分别配制浓度为 0、10、30、50μg/mL 的 ZEA 标准溶液，在 273nm 下测定不同浓度 ZEA 标准溶液的吸光值。用超纯水配制 200 μg/mL ZEA－BSA 和 ZEA－OVA 标准溶液，测吸光值，以超纯水为对照，蛋白偶联前后吸光值为 A1、A2。

偶联比率 r 为：

$$r=\frac{A_2-A_1}{\varepsilon}\div\frac{0.20}{60000}$$

式中：ε 为摩尔消光系数(L/mol)；60,000 为 OVA 的分子量；0.20 为载体蛋白浓度(g/L)。

4.3.3 全抗原分析

紫外分光光度计分别对 OVA 和 ZEA－OVA 在 200～500 nm 进行扫描，紫外吸收图谱如图 4.5 所示，载体蛋白(OVA)在波长 300 nm 以上时吸光值比较稳定，而 ZEA－OVA 在 310nm 波长附近同样出现新的吸收峰，ZEA 与载体蛋白偶联成功。

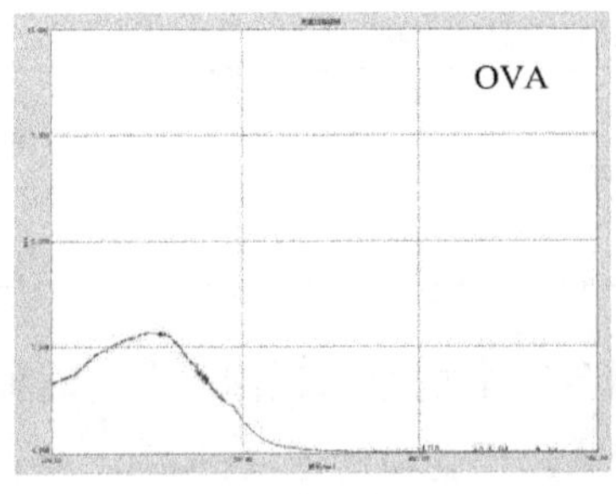

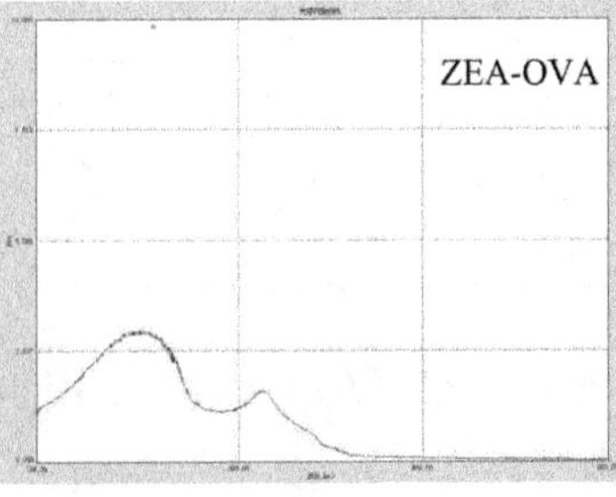

图 4.5 OVA 和 ZEA－OVA 紫外吸收图谱

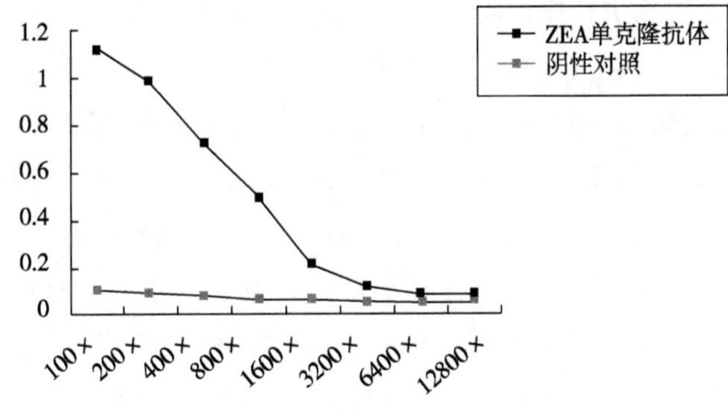

图 4.6　ZEA－OVA 的效价

采用 IC－ELISA 法检测 ZEA－OVA 的效价，并在 492nm 下测定吸光值，单克隆抗体 OD 值为阴性血清 2 倍时的完全抗原最大稀释倍数为完全抗原效价。图 4.6 为 ZEA－OVA 效价测定结果，由图 4.6 得知 ZEA－OVA 的效价为1∶3200。

根据表 4.1 和表 4.2 的 ZEA 摩尔消光系数 ε 和吸光值的测定结果，经计算完全抗原的偶联比为 16.5。

根据公式计算 ZEA－OVA 的偶联率：

$$r_{ZEA-OVA}=\frac{0.863-0.564}{5423.7}\div\frac{0.20}{60000}=16.5$$

表 4.1　ZEA 的摩尔消光系数

ZEA 浓度（μg/mL）	吸光值（273nm）		平均值	摩尔消光系数	平均摩尔消光系数（L/mol）
	1	2			
0	0	0	0	—	
10	0.237	0.232	0.235	7473	
30	0.429	0.415	0.422	4473.2	5423.7
50	0.678	0.682	0.680	4324.8	

表 4.2 OVA 和 ZEA - OVA 吸光值

项 目	363nm 处吸光值	273nm 处吸光值
OVA	0.234	0.564
ZEA - OVA	—	0.863

ZEA 属于小分子的半抗原,常用于制备完全抗原的载体蛋白有鸡卵清白蛋白(鸡卵白蛋白,OVA)、人血清白蛋白(HSA)、钥孔血蓝蛋白(KLH)、兔血清白蛋白等,通常采用化学方法将半抗原和载体蛋白偶联,半抗原免疫原的制备主要是指利用载体与半抗原进行连接而制备成全抗原的过程。用于制备半抗原免疫原的载体主要有蛋白质、多肽聚合物、大分子聚合物等。其中常用的载体是牛血清白蛋白(BSA)、鸡卵白蛋白(OVA)和钥孔血蓝蛋白(KLH)等。其中牛血清白蛋白溶解度较高、免疫原性强且易获得,因此最为常用。蛋白质与半抗原的结合主要通过游离氨基、游离羧基、酚基、巯基、咪唑基、吲哚基和胍基等活性基团的缩合。因半抗原种类、动物类别、载体种类及结合方法的不同,制得的免疫原对动物免疫所产生的效果也不同。实际应用时应对几种载体或方法进行比较后优选。半抗原与载体的连接方法主要是利用某些功能基团将半抗原连接到载体上。半抗原带有的化学基团不同,其化学连接方法也不同。带有游离氨基或游离羧基以及两种基团都有的半抗原可直接进行连接,连接方法有碳二亚胺法、戊二醛法、混合酸酐法和过碘酸氧化法。

碳化二亚胺法:碳化二亚胺既可与半抗原的羧基又可与半抗原的氨基缩合。将载体蛋白质和半抗原按一定分子比混合在适当的溶液中,然后加入水溶性碳化二亚胺,搅拌 1~2h,置室温 24h,透析除去未反应的半抗原,即可得到抗原 - 载体复合物。

戊二醛法:戊二醛是常用的双功能交联剂,它借助两端的醛基与载体和半抗原的氨基以共价键连接。

混合酸酐法:又称氯甲基异丁酯法,以烷基氯甲基为偶联剂,最常用的是氯甲基异丁酯,含有羧基的半抗原与氯甲基异丁酯反应形成混合酸酐,然后再与蛋白质载体上的氨基反应形成肽键。

过碘酸氧化法:首先用过碘酸将糖环氧化成双醛基,再与蛋白质上的氨基偶联,该方法常用于配糖体的药物与蛋白质的偶联。

无羧基和氨基的半抗原比如醇、酚、糖、多糖、核苷以及甾族激素等,它们不能直接与载体连接,需要用化学方法使其转变为带有游离氨基或游离羧基的衍生物后才能与载体连接。依据半抗原的性质有如下 4 种方法。

琥珀酸酐法：琥珀酸酐是琥珀酸的脱水产物，遇水又可恢复。如果将带有羟基的半抗原和琥珀酸酐在无水的吡啶中反应，就可得到带有羧基的半抗原琥珀酸的衍生物，再经碳化二亚胺法和氯甲酸异丁酯法，制备载体半抗原。

羧甲基羟胺法：带有酮基的半抗原与 *O*—(羧甲基)羟胺反应，转变为带有羧基的半抗原衍生物。

一氯醋钠法：带有酚基的半抗原可用一氯醋酸钠法，生成带有羧基的半抗原衍生物。

重氮的对氨基苯甲酸法。先将对氨基苯甲酸和亚硝酸钠反应，反应后再作用于带有酚基的半抗原，获得带有羧基的半抗原衍生物。

半抗原与载体连接后经透析浓缩即可作为免疫原和检测抗原。

4.3.4　抗 ZEA 单克隆抗体制备

4.3.4.1　免疫及分泌抗体杂交瘤的筛选

将 ZEA－BSA 和 ZEA－OVA 溶于 50 μL 无菌 0.01 M 磷酸盐缓冲盐水中，用等体积弗氏完全佐剂乳化。将 6 只 6 周龄雌性 BALB/c 小鼠分成两组，两组小鼠分别皮下注射 20 μg 的 ZEA－BSA 和 ZEA－OVA。随后每隔 2 周免疫一次，4 周后用不完全弗氏佐剂乳化后进行强化免疫。增强免疫后 10 天从尾部收集血样，并通过间接酶联免疫吸附试验测定抗体滴度。

抗体滴度采用间接酶联免疫吸附法测定抗体效价。用 100 μL 每孔 1∶2000(体积/体积)的 ZEA－BSA 和 ZEA－OVA 在 0.2 M 碳酸钠缓冲液(pH 9.6)中稀释涂布 Nunc96 微孔板(GIBCO)，并在 4℃ 孵育过夜。用 PBST(用吐温 20 的 PBS)洗涤板四次，以使非特异性结合最小化，并将 100 μL 的 5% PBSM (50 g 脱脂奶粉在 1000 mL 0.01 M PBS 中)加入每个孔中，并在 37℃ 下保持 45 min。然后向每个孔中加入 100 μL 杂交瘤细胞培养上清液或抗血清稀释液(用 5% PBSM 稀释)，并在 37℃ 孵育 1 h。杂交瘤细胞培养物上清液或抗血清的滴度通过加入 100 μL 山羊抗小鼠 IgG－辣根过氧化物酶(HRP)偶联物来测定，该偶联物用 5% PBSM 以 1∶5000 稀释。将微孔板在 37℃ 下保持 45 分钟，然后将 100μL TMB(3,3′,5,5′－四甲基联苯胺，柠檬酸，枸橼酸钠，二甲基亚砜，30% 过氧化氢在蒸馏水中)底物加入每个孔中，并在 37℃ 下孵育 15 min。然后，通过加入 50 μL 2 M H_2SO_4 停止反应，并在 VersaMax 微孔板读数器(分子装置公司，加利福尼亚州森尼维尔)中在 450 nm 处测量吸光度。

表 4.3 HTS－ELISA 筛选高活性杂交瘤细胞

Positive well[a]	ZEA－BSA coated OD(450mm)						BSA coated OD(450nm)
	First(No[b])	Trailing 1[c]	Trailing 2	Trailing 3	Trailing 4	Trailing 5	
3C11	1.886(2)	1.343	0.870	0.534	0.113	—	0.015
3F5	1.417(3)	1.078	0.678	0.344	0.089	—	0.013
4G12	0.649(2)	0.498	0.281	0.135	—	—	0.009
6G3	0.467 (2)	0.059	—	—	—	—	0.013
7D12	0.441(1)	0.241	0.198	0.038	0.013	—	0.009
10E8	1.185 (3)	0.929	0.779	0.115	0.043	—	0.015
12G4	0.529 (2)	0.127	0.039	—	—	—	0.008
12HI1	0.629 (2)	0.156	—	—	—	—	0.014
13G1	0.595 (1)	0.445	—	—	—	—	0.012
15E4	0.590 (2)	0.232	—	—	—	—	0.013
15A9	2.881 (4)	1.998	1.161	0.889	0.565	0.223	0.009
15B3	2.778 (4)	1.789	0.786	0.323	0.116	0.111	0.007
15C2	3.380 (2)	1.789	1.345	0.987	0.556	0.342	0.013
17F6	0.784 (3)	0.390	0.293	0.145	—	—	0.009

4.3.4.2 抗 ZEA 单克隆抗体的生产

抗 ZEA 单克隆抗体的生产是在细胞融合前三天，给小鼠最后一次加强剂，杀死血清效价最高的小鼠。无菌取出脾脏，在聚乙二醇 3400 存在下，将脾脏细胞与 SP2/0 骨髓瘤细胞系细胞以 5∶1 的比例融合。融合细胞用 600 mL 新鲜的 HAT 培养基稀释，并添加到 22 个带有饲养细胞的 Costar 平板的每个孔中。在 5% CO_2培养箱中培养 10 天后，杂交瘤细胞通过 HTS－ELISA 筛选结果如表 4.3。表 4.3 显示，孔 15C2 (15 是板号，C 是 96 板行号，2 是 96 板列号）的尾部继续到第 5 个孔(15C2，16C2，17C2，18C2，19C2）均有拖尾，说明该孔中的杂交瘤细胞活性最强。

筛选孔中的杂交瘤细胞株经亚克隆后，选择含有单个阳性杂交瘤的孔进行扩大培养，收集杂交瘤细胞培养液通过蛋白－A/G 纯化单克隆抗体，并通过 Ultracel YM－100 和 Amicon－搅拌细胞超滤系统浓缩，制成单克隆抗体。

4.3.5 HTS－ELISA 筛选原理

细胞融合最常用的方法是聚乙二醇(PEG）诱导细胞融合法，一般选用分子量在 1000 ~ 4000 的 PEG 做融合剂，浓度为 50%（M/V），37℃预温，微孔膜过滤除菌。将准备好的 SP2/0 细胞和脾细胞按 1∶1 的比例在 50mL 离心管中混匀后离心去上清，轻轻打散离心沉淀的细胞后，1min 计时的同时迅速加入 1mL 50% 的 PEG，关紧离心管盖子，缓慢旋转离心管使细胞充分接触 PEG，剩余 8 秒时间，打开离心管盖子，加入 45mL 预热的无血清培养基，轻轻混匀，放置 2 分钟以终止融合，离心去上清，沉淀细胞悬浮于 1 升 HAT 培养基中，利用 96 孔加样器将培养基按每孔 280μL 平铺于 96 孔板中，96 孔板顺序标号后每十块板叠加，置 37℃、5% 的 CO_2 培养箱中封闭培养 10d。

该方法与经典细胞融合方法不同之处首先在于铺板数量多，可保障融合细胞均匀地分布于数十块 96 孔板中，由于孔中平摊的细胞数量少，一次性添加 280 uL 的培养基也可确保其生存 10d 而不用中间再添加培养基，另外，通过封闭培养尽可能减少对融合细胞的人为影响，加上不使用饲养细胞等，最大限度降低了细胞受污染的可能性。

杂交瘤细胞的筛选过程是将半抗原载体（天然抗原用结构相似其他抗原）和检测抗原（天然抗原用免疫原）分别包被与融合细胞铺板数同等数量的 ELISA 检测板，4℃冰箱过夜，前者作用为对照。抗原的包被应尽可能以少量为原则，尽可能少量的包被抗原可达到筛选分泌高亲和力、高特异性抗体的杂交瘤细胞的目的。融合细胞培养第 10 天进行阳性杂交瘤细胞的筛选，利用全自动加样器或 Transtar－96 等设备从融合细胞 96 孔培养板各孔中无菌取出 50uL 培养上清移入检测板和对照板进行间接 ELISA 检测（图 4.7）。

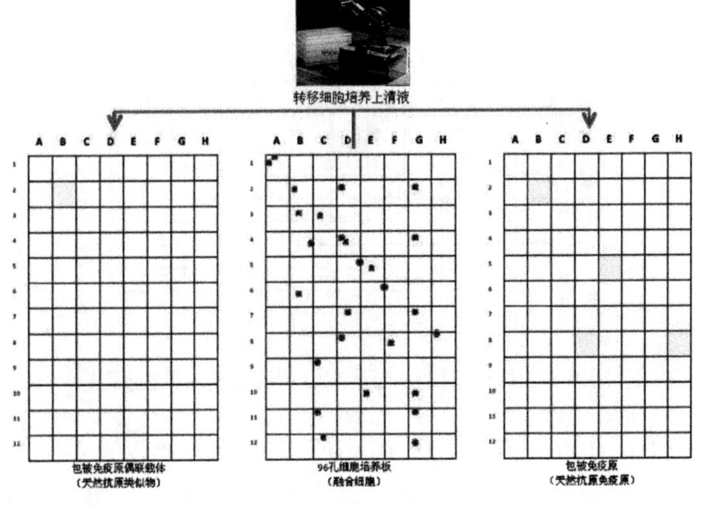

图 4.7　利用 Transtar－96 孔移液器转移细胞上清液模拟图

由于是连续检测几十个96孔板中的样本，因此，将该筛选方法命名为高通量ELISA筛选方法(High－Throughput Screening ELISA，HTS－ELISA)。依据检测结果，选择与包被免疫原有反应而与对照板无反应(或弱反应)的孔中杂交瘤进行亚克隆。具体筛选如模式图所示，B2孔上清与对照板和检测板均有反应，无法判断是否为专一分泌抗目标抗原的杂交瘤细胞，因此排除该孔细胞；E5、D8、H8孔上清与对照板无反应，与检测板有反应，都可作为亚克隆的备选细胞，如果阳性孔过多，需综合考虑每个孔中融合细胞集落数、集落小、OD值等，一般原则是以选择OD值高、生长旺盛且集落数量少的孔中融合细胞集落进行亚克隆。

选择阳性孔的依据另外还包括拖孔(Trailing)数。如图4.8所示，拖孔数指某一块板中某孔为阳性孔时其下排列的各96孔板中相对应的孔中也出现阳性孔的板数，拖孔数的多少可以作为确定筛选阳性孔的指标之一，其工作原理是利用了上清液的梯度稀释作用。即对每一个细胞培养板中上清液使用96孔移液器(Transtar－96)顺序转移至检测板和对照板过程中不换枪头，因此每次在转移下一个细胞培养板中上清液时会有少量的前一个细胞板中相对应孔的上清残留液，如果前一孔中的融合细胞是分泌高亲和力抗体的细胞株，由于移液器的残留液的混合作用使得下一个孔中也会出现阳性孔，往下对应的阳性孔数越多说明最初的阳性孔中融合细胞分泌的抗体亲和力越高。假如恰好阳性孔对应的下一个板中对应孔也存在阳性融合细胞孔时也将其作为初筛对象，但由于铺板数量多，此类现象出现情况较少。

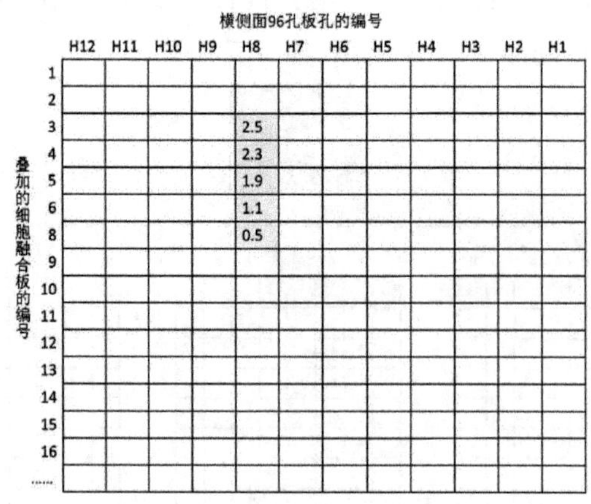

图4.8　HTS－ELISA筛选阳性孔的拖孔现象模拟图

比如，图4.8的H8孔第一板的OD值为2.5，且对照板为阴性，往下有4个拖孔现象，通常枪头中残留的液体数量极为有限，即便如此，通过梯度稀释往下出现4次拖孔，说明第一版H8孔中的杂交瘤细胞分泌抗体的活性非常高。

通过HTS－ELISA确定要挑选克隆的阳性孔，根据克隆集落数量和生长情况利用微量移液器分别将每个阳性杂交瘤细胞孔中的各个克隆集落小心的吸取后，无菌状态下转移到事先准备好的新96孔细胞板各个孔中（HAT培养基），编号后置二氧化碳培养箱中培养。

为了验证挑选出来的细胞克隆是否具有分泌抗体的能力需要经过一段时间（一般10d）培养后利用ELISA进行验证，该ELISA过程叫Confirm ELISA。验证的原因在于来源于初筛的阳性孔中的每一个克隆集落其分泌抗体的能力、活性均有差异，因此，分离后需要再次进行验证，测定结果仍然表现为阳性的杂交瘤细胞继续培养，而不表现为阳性或者阳性很弱的杂交瘤细胞则舍弃，并最终确定阳性细胞克隆。

通过Confirm ELSIA验证得到的阳性杂交瘤细胞培养约10天后改用HT选择培养基培养，开始细胞状体有可能变差，甚至部分死亡，但经过10天左右的调整细胞会达到一个很好的状态，这时改用基础培养基培养。

杂交瘤细胞在基础培养基下培养调整到最佳状态，当96孔板中生长的杂交瘤长到25%～50%汇合时，将主要孔中的细胞重悬后全部转入24孔板的一个孔，保证有足够数量的细胞在此扩增。细胞生长到25%～50%汇合时利用有限稀释法进行亚克隆，以得到完全来源于同一杂交瘤细胞株的单克隆。

将候选杂交瘤细胞移种至96孔板，扩大培养后将增殖杂交瘤以1:10的比例分离部分细胞到装有基础培养基的培养瓶（也可采用培养皿）中进行扩增。当细胞数量达到$1-2\times10^6$/mL时转入250mL细胞培养转瓶中培养，置5% CO_2，37℃培养箱培养。

4.3.6　试纸条的制备

4.3.6.1　主要溶液的配置

①100 mmol/L甘氨酸－盐酸缓冲液（pH 2.7）：称取15.1 g甘氨酸，加入900 mL超纯水将其溶解，0.2 mol/L HCl调溶液pH为2.7，加超纯水补足至1L。

②20mmol/L磷酸钠缓冲液（pH 7.0）：分别配制20 mmol/L $Na_2HPO_4.12H_2O$和$NaH_2PO_4.2H_2O$溶液，向$Na_2HPO_4.12H_2O$溶液中加入$NaH_2PO_4.2H_2O$溶液至溶液pH为7.4。

③1 mmol/L Tris－HCl（pH 9.0）：称取121.14 g Tris－base，加入950 mL超纯水将其溶解，HCl调溶液pH为9.0，加超纯水补足至1L。

④1% 氯金酸溶液:称取 1 g 氯金酸溶解于 100mL 灭菌超纯水中,棕色试剂瓶中 4℃保存备用。

⑤1% 枸橼酸钠溶液:称取 1 g 枸橼酸钠,量取 100 mL 超纯水将其溶解,加入 0.02g NaN_3,4℃保存备用。

⑥0.01mol/L PBS 缓冲液(pH 7.4):准确称取 8.0 g NaCl,0.2 g KCl,3.58 g $Na_2HPO_4 \cdot 12H_2O$,0.27 g KH_2PO_4,加入 800 mL 去离子水充分溶解,浓 HCl 调节 pH 至 7.4,最终加入去离子水定容至 1L。

⑦2 mmol/L 硼酸盐缓冲液(pH 7.4):分别配制 2 mmol/L 硼酸和硼砂溶液,向硼酸溶液中加入硼砂溶液至溶液 pH 为 7.4。

⑧50 mmol/L 硼酸盐缓冲液(pH7.4):分别配制 50 mmol/L 硼酸和硼砂溶液,向硼酸溶液中加入硼砂溶液至溶液 pH 为 7.4。

⑨0.01 mol/L Tris - HCl 缓冲液(pH7.4):称取 1.2114 g Tris - base,加入 1L 去离子水溶解,用浓 HCl 调节溶液 pH 为 7.4。

⑩0.2 mol/L HCl 溶液:吸取 8 ~ 9 mL 浓 HCl,缓慢加入蒸馏水同时进行混合使溶液至 500 mL。

⑪0.2 mol/L K_2CO_3溶液:称取 2.76 g K_2CO_3,加入超纯水定容至 100 mL。

⑫10% BSA:称取 10 g BSA,加入超纯水定容至 100 mL,4℃保存备用。

⑬NC 膜封闭液:称取 1 g BSA 溶解于 100 mL 0.01 mol/L PBS 缓冲液中,再加入 100 μL Tween - 20,充分混合,4℃保存备用。

⑭胶体金标记抗体稀释液:称取 1 g BSA,1g 蔗糖,加入到 100 mL 20 mmol/L 硼酸盐缓冲液(pH 7.4)中,充分溶解后,4℃保存备用。

4.3.6.2 制备胶体金

将制备胶体金需要的玻璃器皿用洗洁精洗涤干净,用自来水冲洗 2 次,再用超纯水清洗 2 次,然后浸入 2% HCl 溶液中 24 h,超纯水冲洗净酸液,放入干燥箱中 100℃干燥 4 h 至器皿干燥。将酸化干燥后的器皿在 5% 二氯二甲基硅烷的氯仿溶液中浸泡 1 min,然后在通风橱中室温挥发器皿表面溶液至干燥,用超纯水清洗后干燥备用。

吸取 1mL 1% 氯金酸溶液,用超纯水补足至 100 mL,制成 0.01% 氯金酸溶液并置于硅化三角瓶中,微波炉中高档加热 2 min 溶液至沸腾,立即加入 1 mL 1% 柠檬酸三钠溶液,继续微波中档加热 3 min 保持溶液沸腾,溶液由无色变为蓝色,最终呈酒红色,冷却后用超纯水将胶体金溶液恢复到原体积,4℃保存备用。

肉眼观察胶体金溶液是否浑浊,有无漂浮物及颗粒沉淀物,在日光灯下观察溶液中是否存在微小颗粒,使用光电笔照射溶液,观察溶液透射情况。

在可见光范围内(400~600 nm)对制备的胶体金溶液进行扫描,获得其在可见光区吸收光谱,并记录最大吸收峰波长,同时观察其峰形和峰宽。

取一滴制备的胶体金溶液滴在覆盖有 Formvar 膜的镍网上,在空气中自然干燥后,使用透射电镜观察胶体金颗粒大小是否均匀一致,有无发生颗粒聚集现象。随机选取 100 个颗粒并测量颗粒直径,通过计算得出胶体金颗粒的平均直径和标准差,前者反映出颗粒的大小,后者验证颗粒是否均匀。

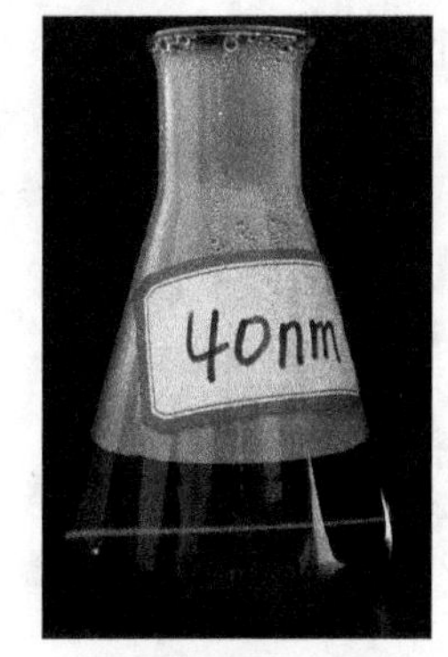

图 4.9　柠檬酸三钠还原法制备的胶体金溶液

图 4.9 为柠檬酸三钠还原法制备的胶体金溶液。通过肉眼观察,为澄清的酒红色溶液,未发现漂浮物及颗粒沉淀物;日光灯下观察溶液颗粒大小均匀;光电笔照射溶液,溶液透射性良好,未发生散光。

向胶体金溶液中加入等体积超纯水进行稀释,然后使用紫外可见分光光度计在 400~600 nm 范围内进行扫描分析,图 4.10 为紫外扫描结果,由图 4.10 可知,胶体金溶液在 532nm 处出现最大吸收峰,OD532 = 1.043,根据回归方程 Y = 0.4271X + 514.56 计算出胶体金颗粒直径为 40.83nm;最大吸收峰坡度平滑,峰宽较小,表明胶体金颗粒比较均匀。

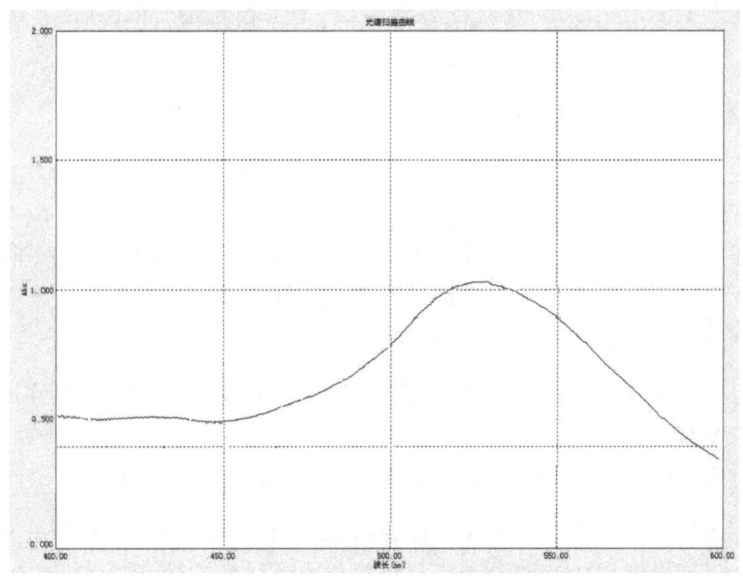

图 4.10　胶体金紫外可见分光光度计扫描图

图4.11为胶体金的透射电镜40,000×扫描图,通过透射电镜可以观察到胶体金颗粒大小均匀,颗粒间距比较松散,未出现颗粒聚集现象。随机选取100个颗粒并测定直径,图4.12为测定结果,平均直径为40.2±0.4 nm,同紫外分光光度计测定结果基本一致。

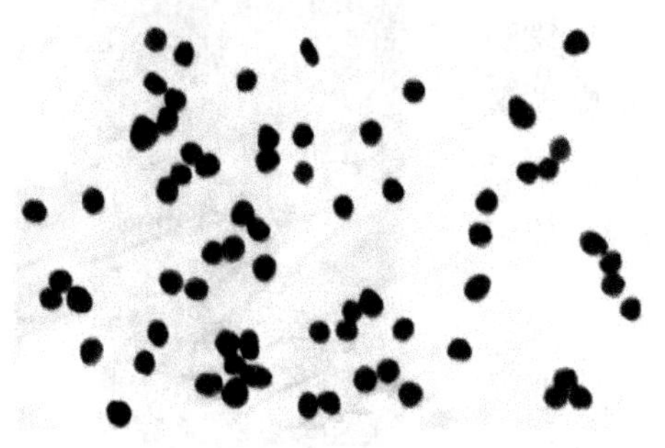

图4.11　胶体金电镜扫描图

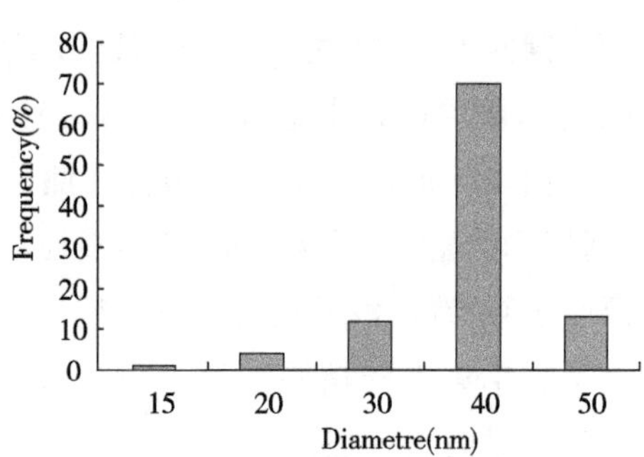

图4.12　不同直径胶体金颗粒的比例

4.3.6.3　单克隆抗体质量鉴定

采用IC-ELISA测定抗体的活性,具体操作如下:

①利用棋盘滴定法确定包被抗原(ZEA-OVA)的最佳浓度。

②用包被缓冲液将ZEA-OVA稀释至最佳包被浓度,100 μL/孔包被于酶标板内,4℃过夜培养。

③第二天取出酶标板,待其恢复至室温,甩干包被液,使用PBST清洗3次,5min/次。

④5% PBSM封闭液250μL/孔,37℃温育2h,甩干、清洗同上。

⑤PBSM倍比稀释的抗ZEA单克隆抗体和阴性血清100 μL/孔,37℃温育1.5 h,甩干、清洗同上。

⑥1:5000稀释的山羊抗小鼠IgG 100 μL/孔,37℃温育1 h,甩干、清洗同上。

⑦现配制的底物显色液100 μL/孔,37℃避光温育15 min。

⑧2 mol/L H_2SO_4 50 μL/孔终止显色反应。

⑨使用酶标仪测定492 nm处吸光值,以抗体OD_{492}为阴性血清2倍时最大稀释倍数作为其效价。

用包被缓冲液将ZEA-OVA稀释至1μg/mL,包被于酶标板上,分别加入$1:2\times10^3\sim1:2.56\times10^5$抗体和阴性血清,选取抗ZEA单克隆抗体在492nm处吸光值为阴性血清2倍时的最大稀释倍数作为抗体的效价,结果见图4.13,从图中可以看出抗ZEA单克隆抗体的效价为$1:1.28\times10^5$。

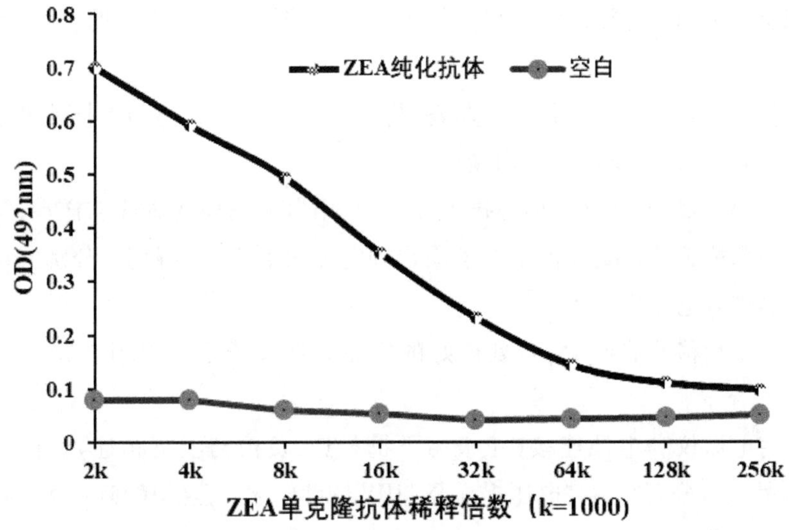

图4.13　抗ZEA单克隆抗体效价的测定结果

4.3.6.4　抗ZEA单克隆抗体纯度的测定

采用SDS－PAGE电泳检验抗ZEA单克隆抗体的纯度，具体操作如下：

①依次用蒸馏水、SDS、蒸馏水、无水乙醇、蒸馏水将凝胶板清洗干净并干燥。组装玻璃板、板条，使用夹子将其垂直固定在电泳槽内，使用5%琼脂封住底部。

②配制12 %分离胶和5 %积层胶，进行SDS－PAGE电泳，配制所用溶液见表4.4。

表4.4　配制SDS－PAGE凝胶所用溶液

成分	12 %分离胶/mL	5 %积层胶/mL
dd H_2O	6.6	3.4
30 %丙烯酰胺混合液	8.0	0.83
1.5 mol/LTris(pH8.8)	5.0	
1.0 mol/LTris(pH6.8)		0.63
10 %SDS	0.2	0.05
10 %过硫酸铵	0.2	0.05
TEMED	0.008	0.005

③将配好的分离胶立即灌入两块玻璃板中间的间隙中，直至玻璃板余长比样品梳长度多1 cm，用蒸馏水将胶覆盖；待聚合完成后，倾斜组合物将蒸馏水倒出，用滤纸吸取残留的水。将积层胶灌入凝胶板之间的剩余空间，立即将样品梳

插入积层胶中,避免混入气泡,再添加少量积层胶填满梳子之间的空隙,室温下静置;

④积层胶聚合期间进行样品制备,将抗 ZEA 单克隆抗体与上样缓冲液等体积混匀,100℃加热 3min,使蛋白变性。

⑤积层胶聚合完成后,小心拔下样品梳,用电泳缓冲液清洗加样孔,除去未聚合的丙烯酰胺。将凝胶板用夹子固定到电泳仪上相应位置上,分别向电泳仪的上下槽加入电泳缓冲液。

⑥用微量移液器取 15μL 处理好的样品和低分子蛋白 Marker 加入到加样孔中。

⑦将电泳仪和电源连接(正极与下槽相连,负极与上槽相连)。初始电压 80V,样品进入分离胶后将电压提高至 110V 继续电泳,直至溴酚蓝到达分离胶底部后关闭电源。

⑧取出凝胶,用去离子水冲洗 2 次,室温下置于染色液中进行染色(4 h 以上),去离子水冲洗凝胶,置于脱色液中脱色,定期更换脱色液至观察到清晰条带,使用凝胶成像系统进行拍照保存。

采用 SDS - PAGE 电泳测定抗 ZEA 单克隆抗体的纯度,结果见图 4.14,由图 4.14 可知抗体纯度良好,可以看到两条清晰的目的条带,一条约为 50 kDa 的重链,另一条约为 25 kDa 的轻链,得出抗体分子量约为 150 kDa(两条轻链与重链分子量之和)。

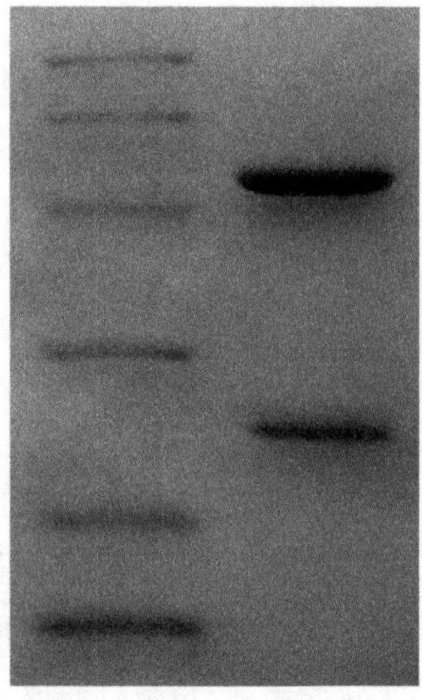

图 4.14　抗 ZEA 单克隆抗体的 SDS - PAGE 电泳图

4.3.6.5　胶体金标记单克隆抗体最适条件的确定

(1)胶体金标记抗体最适 pH 的确定。

用2 mmol/L 硼酸盐缓冲液(pH 7.4)将抗/ZEA 单克隆抗体稀释至0.1 mg/mL。采用 Mey 氏稳定化实验,用0.2 mol/L K_2CO_3或0.2 mol/L HCl 调节胶体金溶液 pH 分别为6.0、6.5、7.0、7.5、8.0、8.5、9.0(金颗粒容易吸附在电极上并将其阻塞,因此测定胶体金溶液 pH 时不能使用普通 pH 计,通常使用精密 pH 试纸),各取1 mL 分别加入100 μL 0.1 mg/mL 抗 ZEA 单克隆抗体,振荡20 min 后静置10 min,每管加入100μL 10% NaCl 溶液,充分混合后静置2 h,胶体金溶液 pH 未达到同蛋白结合最适 pH 时,10% NaCl 会导致胶体金聚沉,溶液由红色变为蓝灰色,保持红色的最低 pH 为最适 pH。

具体操作见表4.5。

表4.5　胶体金标记抗体的最适 pH

试剂	试验管							对照管
	1	2	3	4	5	6	7	1
蛋白(μg)	10	10	10	10	10	10	10	10
胶体金(pH)	6.0	6.5	7.0	7.5	8.0	8.5	9.0	原液
10% NaCl(mL)	0.1	0.1	0.1	0.1	0.1	0.1	0.1	0.1

(2)分光光度计测定法。

操作步骤同目测法,分别测定溶液最大吸收波长处的吸光值。

(3)胶体金标记抗体最适蛋白浓度的确定。

调节胶体金溶液 pH 值至最适 pH 值。各取1 mL 加入5~35 μL 0.1 mg/mL 抗/ZEA 单克隆抗体,振荡20 min 后静置10 min,每管加入100 μL 10% NaCl 溶液,充分混合后静置2 h,未加入蛋白或蛋白量不足以稳定胶体金时,加入10% NaCl 同样会导致胶体金溶液产生红色变为蓝灰色的聚沉现象,保持红色的最低抗体浓度为最适蛋白浓度。表4.6为胶体金标记抗 ZEA 单克隆抗体的最适蛋白浓度。

表4.6　胶体金标记抗 ZEA 单克隆抗体的最适蛋白浓度

试剂	试验管							对照管
	1	2	3	4	5	6	7	1
蛋白(μg)	0.5	1.0	1.5	2.0	2.5	3.0	3.5	0
胶体金(mL)	1	1	1	1	1	1	1	1
10% NaCl(mL)	0.1	0.1	0.1	0.1	0.1	0.1	0.1	0.1

以 OD_{532} nm 为纵坐标,加入胶体金溶液中抗体蛋白浓度为横坐标绘制曲线,结果如图 4.15 和图 4.16 所示,当抗 ZEA 抗体蛋白浓度 2.5 μg/mL 时,曲线达到最高点,因此得出金标 ZEA 抗体的最适蛋白浓度 2.5 μg/mL,和目测法结果一致。

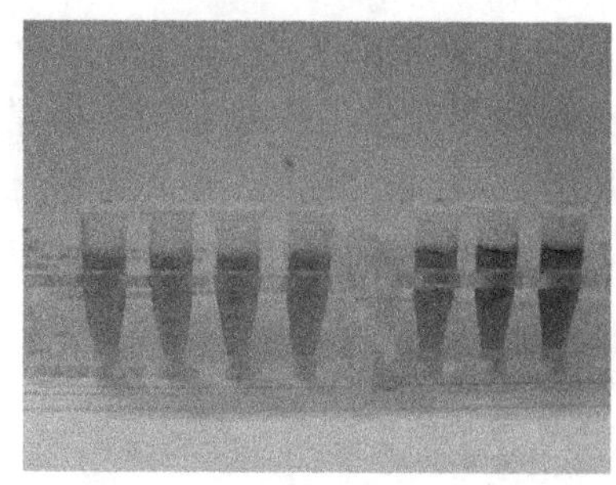

图 4.15　目测法确定胶体金标记 ZEA 抗体最适蛋白浓度

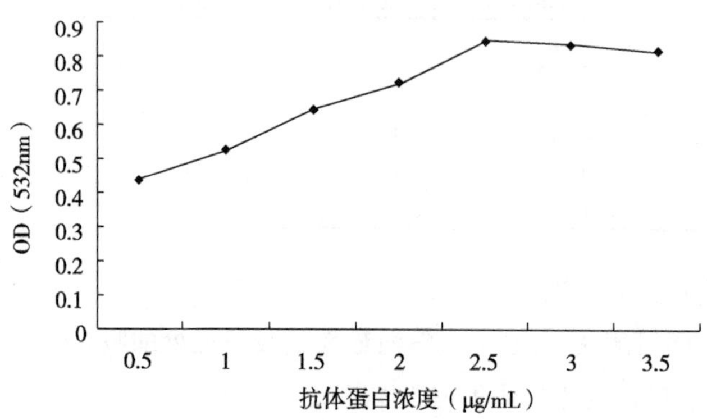

图 4.16　分光光度法确定胶体金标记 ZEA 抗体最适蛋白浓度

(4)胶体金标记抗体探针的制备。

利用确定的最佳条件进行胶体金标记抗体,然后采用超速离心法对金标抗体进行纯化。取 10 mL 胶体金溶液,用 0.2 mol/L K_2CO_3 调至最适标记 pH 值;逐滴加入最适标记蛋白浓度 120% 的抗体,伴随磁力搅拌器搅拌,持续 30 min;逐滴加入 1.2 mL 10% BSA 溶液,继续搅拌 30 min,胶体金溶液变为暗红色(主要由于金颗粒与蛋白结合,颗粒直径增大);金标抗体溶液 1500 r/min 室温低速离心 20 min,弃由于金颗粒聚集和过量抗体蛋白形成的沉淀,保留红色上清液;上清液 11000 r/min 4℃离心 45 min,溶液分为 3 层:无色上清、管底部可流动的暗红色沉淀和附在管底壁的黑色颗粒,吸取中间暗红色沉淀,并用胶体金重悬液重悬沉淀至原体积;10000 r/min 离心 40 min,胶体金重悬液重悬沉淀至原体积,重复操作两次;最终沉淀用 1 mL 胶体金保存液溶解,4℃保存。

如图 4.17 所示,当胶体金溶液 pH 值分别为 7.0 和 7.5 时,金标 ZEA 抗体溶液保持红色不变,由此可知,金标 ZEA 抗体的最适 pH 分别为 7.5。

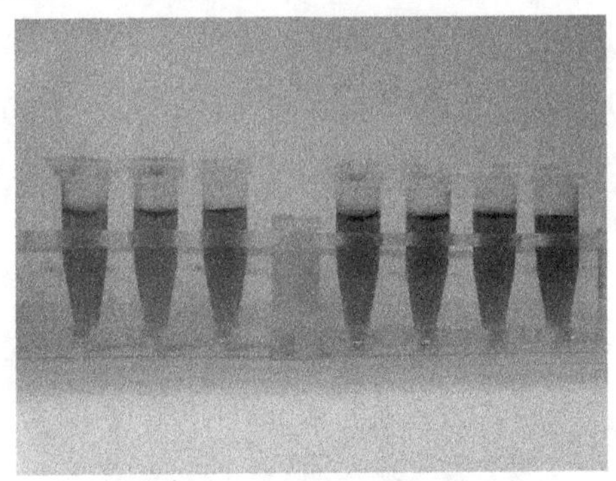

图 4.17　目测法确定胶体金标记 ZEA 抗体最适 pH

制备的 40 nm 胶体金溶液在 532 nm 处吸光值最高,因此选取 532nm 作为金标抗体溶液的检测波长。当胶体金溶液 pH 值为 7.5 时,曲线达到最高点,和目测法结果一致。

4.3.6.6　胶体金标记抗体的质量鉴定

(1)免疫法鉴定。

用移液器将山羊抗小鼠 IgG 划线包被在硝酸纤维素膜上,封闭液封闭后,分别将胶体金标记抗 ZEA 单克隆抗体直接与 NC 膜上二抗作用,反应 5 min,2 mmol/L 硼酸盐缓冲液冲洗去除 NC 膜表面未结合金标抗体,观察 NC 膜表面情况。

结果如图 4.18 所示,两条 NC 膜上均出现清晰的粉红色条带,表明两种金标抗体均与二抗发生反应,免疫金探针活性良好。

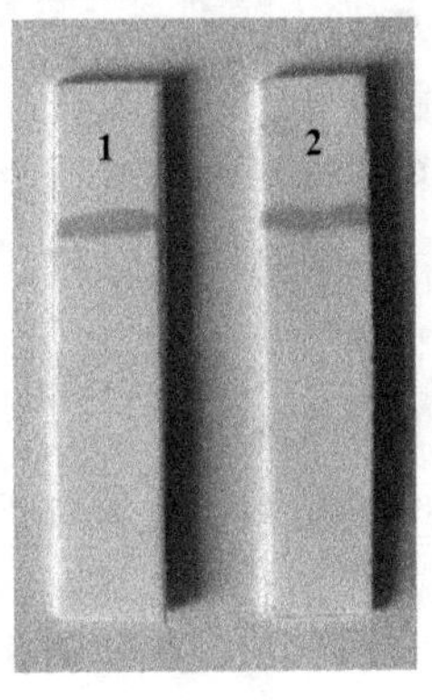

图 4.18　免疫法鉴定结果

(2)Mey 氏稳定化实验鉴定。

取胶体金、金标金标 ZEA 抗体 1mL,加入 100μL 10% NaCl 溶液,充分混合,室温静置 2h,观察溶液的颜色变化,以判断金标探针的稳定性。金标 ZEA 抗体溶液中加入 10% NaCl 溶液,NaCl 会导致胶体金颗粒发生聚沉,由红色变为灰色,当胶体金颗粒同蛋白结合完全,颗粒会被蛋白包裹,NaCl 无法直接与颗粒接触,颗粒受到保护,溶液保持红色。结果如图 4.19 所示,未加入抗体蛋白的胶体金溶液发生聚沉现象,溶液变为灰色,金标抗体溶液依旧呈红色,表明免疫金探针活性良好。

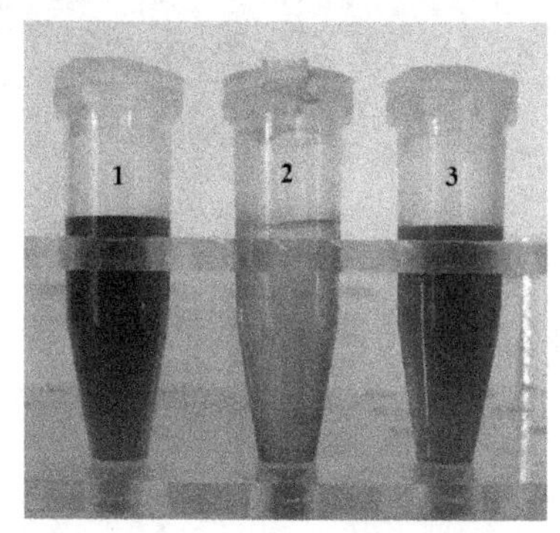

图 4.19 Mey 氏稳定化实验鉴定结果

4.3.6.7 胶体金免疫层析试纸条的组装

以胶体金标记抗单克隆抗体溶液为示踪物并将玻璃纤维膜浸入其中,制成结合垫;将完全抗原和山羊抗小鼠 IgG 包被于 NC 膜上,分别作为检测线和质控线;经处理的样品垫(1.5cm×5cm)、结合垫(1.5cm×5cm)、NC 膜(2.5cm×5cm)和吸水垫(1.5cm×5cm) 每两部分以 2 mm 重叠,依次粘在 PVC 底板(6cm×5cm)上,用切刀裁剪成宽 5 mm 的试纸条,加干燥剂一起装入铝箔袋内密封保存。

将不同浓度 ZEA - OVA 包被在 NC 膜的检测线上,封闭后作为检测区组装到试纸条上,并用其检测阳性和阴性标准样品,比较检测抗原浓度的变化对试纸条检测结果的影响,确定检测抗原最适包被浓度。检测抗原包被浓度过低,检测线上可结合金标抗体量过少,检测阴性样品时,会出现假阳性;同样检测抗原包被浓度过高,检测弱阳性样品时,会出现假阴性,同时也造成检测抗原的浪费。表 4.7 为 NC 膜包被不同浓度 ZEA - OVA,检测标准样品的结果,最终确定 ZEA - OVA 最适包被浓度为 2.0 mg/mL。

表 4.7　NC 膜上 ZEA－OVA 最适包被浓度

ZEA 标品 /mg·mL⁻¹	ZEA－OVA 浓度/mg·mL^{-1}			
	3.0	2.0	1.0	0.5
0	＋＋	＋＋	＋	＋
50	＋	－	－	－

将 ZEA－OVA 包被在不同型号 NC 膜上，并在其表面滴加相应的金标抗体，不同型号 NC 膜均出现清晰条带，不存在明显差异。将这 4 种 NC 膜组装成试纸条，检测阴性样品，Prima 40 和 Immunpore FP 膜的层析速度较快，金标抗体同包被抗原反应时间较短，5min 内检测线条带相对较浅，Milipore 135s 和 CN 140 膜的层析速度较慢，保证金标抗体同包被抗原充分作用，其中 Milipore 135s 较 CN 140 条带颜色更清晰，故选用 Milipore 135s 作为试纸条的检测区。

用稀释液将金标/ZEA 抗体稀释至不同倍数，用其制备结合垫并组装成试纸条，利用试纸条检测阴性样品，表 4.8 为不同稀释倍数金标抗体制成试纸条的显色情况。由表可知，金标/ZEA 抗体以 1∶1 和 1∶2 倍稀释时，试纸条显示清晰的条带，稀释倍数高于 1∶2 倍时，条带变淡直至消失。确定金标/ZEA 抗体的最适稀释倍数为 1∶2。

表 4.8　不同稀释倍数金标抗体制成试纸条的显色情况

稀释倍数	1∶1	1∶2	1∶5	1∶10	1∶20
显色情况(ZEA)	＋＋	＋＋	＋	－	－

根据已确定的最适条件制备检测试纸条，ZEA 检测试纸条检测结果示意图。如图 4.20 所示，仅质控线出现红色条带，样品呈阳性(ZEA≥/50 ng/mL)；检测线和质控线均出现红色条带，样品呈阴性(ZEA＜50 ng/mL)。

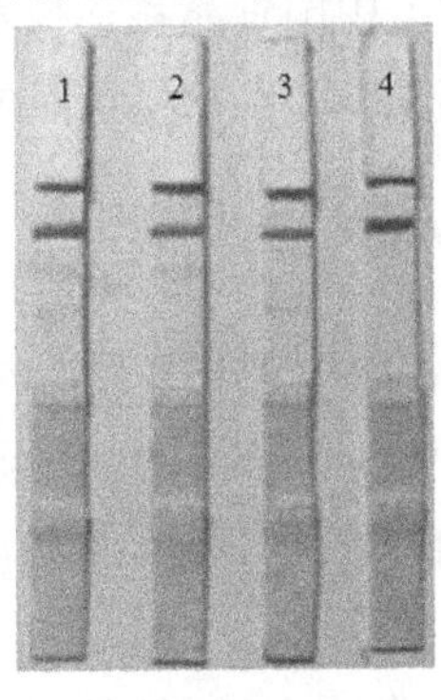

图 4.20　ZEA 试纸条检测结果示意图

检测试纸条检测添加不同浓度 ZEA 标准物质混合液的样品提取液。结果见表4.9,样品中 ZEA 浓度高于 50 ng/mL 时,试纸条呈阳性,可用于样品的定性检测。

表 4.9　样品提取液中 ZEA 添加检测结果

ZEA/($ng \cdot mL^{-1}$)添加量	试纸条
0	-
20	-
50	+
100	+

参考文献

[1]林治鑫,顾雪竹,刘珺. 高速逆流色谱结合 UNIFAC 数学模型分离纯化淡竹叶中的槲皮素 - 3 - *O* - 葡萄糖苷[J]. 中国实验方剂学杂志,2011,17(5):23 - 27.

[2]马艺溢,王福蕾,宋洋. 无梗五加果化学成分、质量控制及药理活性研究进展[J]. 中国药师,2016,19(9):1743 - 1747.

[3]母健伟,孙尤海. 发酵法酿造短梗五加果醋酸饮料的研究[J]. 中国酿造,2013,32(11):156 - 159.

[4]孔硕,刘芳,刘娥. 短梗五加复合果糕配方研究[J]. 食品研究与开发,2017,38(3):106 - 108.

[5]李鹤,胡文忠,侯梦阳,等. 民族保健暖茶饮料 - 短梗五加茶的配方及工艺研制[C]. 中国食品科学技术学会. 中国食品科学技术学会第十三届年会论文摘要集. 中国食品科学技术学会:中国食品科学技术学会,2016:183 - 184.

[6]裴世春,朱俊义,夏广清,等. 刺拐棒天然成分的抗氧化活性[J]. 食品工业,2019,40(3):172 - 175.

[7]Nadiya Ekbatani Amlashi,Zohreh Hayati,Mohammad Reza Hadjmohammadi. Micellar Solution as Green Extractive Solvent for Determination of Content of Quercetin as Natural Antioxidant in Oil Samples[J]. Chromatographia,2017,80(6).

[8]冯佳祺. 白豆蔻香气成分萃取、分析及功能性研究[D]. 哈尔滨:哈尔滨商业大学,2015.

[9]李鹤,胡文忠,姜爱丽,等. 短梗五加各部位活性成分及其食药用价值研

究进展[J]. 食品工业科技,2016,37(6):372 -376.

[10]杨智慧. 无梗五加叶化学成分及药理活性研究[D]. 长春:吉林农业大学,2012.

[11]刘佳鑫,李古月,才谦. 无梗五加果实提取物抗肿瘤活性研究[J]. 辽宁中医杂志,2018,45(8):1701 -1704.

[12]祁林,陈伟,王政,等. 浓香型烟叶不同分切区位石油醚提取物的含量[J]. 烟草科技,2014(1):53 -55,76.

[13]徐坷坷,宋昕,程莹莹,等. 正己烷萃取 - 气相色谱法测定地下水中 5 种挥发性氯代烃的方法优化[J]. 水资源保护,2017,33(3):47 -51.

[14]李朋广,刘欣然,高瑞昶. 萃取精馏分离乙酸乙酯和丁酮的研究[J]. 现代化工,2019,39(6):219 -223.

[15]王雨. 共沸蒸馏后正丁醇 - 水体系的萃取分离[D]. 北京化工大学,2014.

[16]董蕊,孙昌霞. 木贼醇提物不同萃取部位总酚酸、黄酮含量测定及抗氧化活性研究[J]. 食品工业科技,2018,39(8):56 -60 +66.

[17]程书朋,张焜,武文敬,等. 簕菜叶提取物中总黄酮含量及其抑菌活性研究[J]. 食品研究与开发,2017,38(18):36 -39.

[18]宋婉瑶,刘玉亮,姚雷. 有机溶剂萃取与 SPME 提取的玫瑰水挥发性成分对比分析[J]. 上海交通大学学报(农业科学版),2016,34(4):57 -64.

[19]吕敏兰. 白蒿挥发油的提取及其生物活性研究[D]. 哈尔滨工业大学,2016.

[20]代沙. 紫苏叶抗氧化物质提取、含量测定及抗氧化活性研究[D]. 四川农业大学,2013.

[21]孙志伟,张文君,马英丽. HPLC 同时测定蓬子菜中 7 种成分的含量[J]. 中国试验方剂学杂志,2018,24(24):78 -82.

[22] Leontopoulos D, Siafaka A, Markaki P. Black olives as substrate for Aspergillus parasiticus growth and aflatoxin B1 production[J]. Food Microbiology, 2003,20:119 -126.

[23] IARC - WHO. Some naturally occurring substances: Food items and constituents, Heterocyc licaromatic a mines, and mycotoxins. IARC Monographs on the Evaluation of Carxinogenic Risk to Humans[J]. IARC - WHO,1993,53:245 -362.

[24]刘岱岳,余传隆,刘鹊华. 生物毒素开发与利用[M]. 化学工业出版社,

2007,465 - 470.

[25]谢光洪. 黄曲霉毒素 B1 免疫层析试纸条快速检测方法的研制[D]. 吉林大学硕士学位论文,2008.

[26]Chu F S, Bhatnagar D. Mycotoxins in fungal biotechnology in agricultural, food and environmental application[M]. New York, Basel,2004,325 - 342.

[27]Richard J. L, Payne G A. Mycotoxins: risks in plant, animal and humans [M]. Council of Agricultural Science and Technology,2003,139 - 199.

[28]K. R. N. Reddy, C. S. Reddy, K. Muralidharan. Detection of Aspergillus spp. and aflatoxin B1 in Rice in India. [J]. Food Microbiology,2009,26:27 - 31.

[29] Hyang Sook Chun, Hyun Jung Kim, Hy Ee Ok et. al. Determination of aflatoxin levels in nuts and their products consumed in South Korea. [J]. Food Chemistry,2007,102:385 - 391.

[30]何庆华,许杨. 玉米赤霉烯酮毒性研究及检测方法进展[J]. 卫生研究,2005,34(4):502 - 504.

[31]涂华荣,齐德生. 玉米赤霉烯酮的危害及其防治[J]. 饲料广角,2003,8:5 - 7.

[32]王怡净,张立实. 玉米赤霉烯酮毒性研究进展[J]. 中国食品卫生杂志,2002,14(5):40 - 43.

[33]唐宁. 玉米赤霉烯酮单抗的制备及初步应用[D]. 扬州:扬州大学,2009.

[34]Stob M, Baldwin R S, Tuite J et al. Isolation of an anabolie, uterotrophic compound from corn infected with Gibberella zeae [J]. Nature, 1962, 196: 1317 - 1318.

[35]韩玉珍,孟繁静. 油菜的玉米赤霉烯酮类似物与春化作用[J]. 北京农业大学学报,1986,12(4):386 - 400.

[36]黎洪霞,孟繁静. 芹菜中玉米赤霉烯酮的分离与鉴定[J]. 植物生理学报,1989,15(2):211 - 215.

[37]陈永红,鲁长豪. 玉米赤霉烯酮的研究概况[J]. 中国公共卫生学报,1994,13(6):369 - 371.

[38] Urry W H, Wehrmeister H L, Bodge E B et al. The structure of zearalenone[J]. Tetrahedron letters, 1966, 27:3109.

[39]Augustine A, Tom G, Trine B et al. Fish model for assessing the in vivo

estrogenic potency of the mycotoxin zearalenone and its metabolites[J]. The Science of the Total Environment,1999,236:153 - 161.

[40]王三根. 植物的甾类激素[J]. 生命的化学,1992,12(12):29 - 31.

[41] F. Minervini, M. E. Dell Aquila, F. Maritato et. al. Toxic effects of the mycotoxin zearalenone and its derivatives on in vitro maturation of bovine oocytes and 17β - estradiol levels in mural granulosa cell cultures. [J]. Toxicology in Vitro,2001, 15(4):489 - 495.

[42]单妹,许梓荣,冯建蕾. 玉米赤霉烯酮对家畜繁殖性能和人体健康的影响[J]. 中国畜牧兽医,2006,33(1):3 - 5.

[43] Tomaszewski J, Miturski R, Semczuk A et al. Tissue zearalenone concentration in normal hyperplastic and neoplastic human endomtrium[J]. Ginekol pol,1998,69:363 - 366.

[44] Salwa Abid - Essefi, Isabelle Baudrimont, Wafa Hassen et. al. DNA fragmentation, apoptosis and cell cycle arrest induced by zearalenone in cultured DOK, Vero and Caco - 2 cells:prevention by Vitamin E. [J]. Toxicology,2003,192 (3):237 - 248.

[45]James H. K. Comparative study of cytotoxicity and oxidative stress induced deoxynivalenol,zearalenone or fumonisin B1 in human intestinal cell line Caco - 2 [J]. Toxicology,2005,213:56 - 65.

[46] Quanes Z, Ayed - Boussema I, Baati T et al. Zearalenone induces chromosome berrations in mouse one marrow: preventive effect of 17β - estradiol, rogesterone and Vitamin E[J]. Mutation research,2005,565:139 - 149.

[47]C. M. Placinta,J. P. F. D Mello,A. M. C. Macdonla. A review of worldwide contamination of cereal grains and animal feed with Fusarium mycotoxins. [J]. Animal Feed Science and Technology,1999,78:21 - 37.

[48]GB/T 5009. 209—2008. 谷物中玉米赤霉烯酮的测定[S].

[49]GB/T 23504—2009,食品中玉米赤霉烯酮的测定免疫亲和层析净化高效液相色谱法[S].

[50]杨利国,胡绍旭,魏平华等. 酶免疫测定技术[M],南京:南京大学出版社,1998,125.

[51]AOAC Official Method 994. 01,Zearalenone in Corn,Wheat,and Feed[S].

[52]魏梅生. 两种免疫胶体金快速诊断技术简介[J]. 植物检疫 2001,15

(2):125 - 127.

[53]Holgate C S. Immunogold - silver Staining:New method of immunostaining with enhanced sensitivity[J]. Histochem Cytochem,1983,31:938 - 944.

[54]Frens G. Controlled Nucleation for the Regulation of the Particle Size in Monodispersed Gold Suspensions. Nat Phys Sci,1973,241:20 - 22.

[55]Beggs M,Novotny M,Sampedro S,et al. A self - performing chromatographic immunoassay for the qualitative determination of human chorionic gonadotrophic(HGG) in urine and serum[J]. Clin Chem,1990,36,1084 - 1086.

[56]余传霖,等. 现代医学免疫学[M]. 上海医科大学出版社. 1998:725 - 726.

[57]庄辉,苏盛,朱立平,等. 乙型肝炎表面抗原(HBsAg)胶体金试剂的研制[J]. 中国公共卫生. 2001:17(4),300 - 301.

[58]王志斌,曾年华,李兴国,等. 快速检测结核抗体的免疫层析法的建立及应用[J]. 解放军预防医学杂志. 2002:4(20),105 - 107.

[59] Sonu Gandhi, Neena Caplash, Prince Sharma, et al. Strip - based immunochromatographic assay using specific egg yolk antibodies for rapid detection of morphine in urine samples[J]. Biosensors and Bioelectronics, 2009, 25(2): 502 - 505.

[60]裴兆柱,郭玮,周旭平,等. 磺胺甲噁唑残留快速检测胶体金试纸条的研制. [J]. 中国兽医杂质,2008,9(44),90 - 92.

[61]陈捷平,高秀琴,张夏英. 双单抗的免疫层析一步法用于早妊诊断的研究. [J]. 生物化学杂志. 1996:2(12),88 - 92.

[62] Yousif Al - Yousif, Joe Anderson, Cindy Chard - Bergstrom et. al. Development, Evaluation, and Application of Lateral - Flow Immunoassy (Immunochromatography) for Detection of Rotavirus in Bovine Fecal Samples. [J]. 2002,3(9),723 - 724.

[63]Weerawan Sithigorngul, Sombat Rukpratanporn, Nusara Sittidilokratna, et al. A convenient immunochromatographic test strip for rapid diagnosis of yellow head virus infection in shrimp[J]. Journal of Virological Method,2007,140:193 - 199.

[64]Takeda T,Yanagata K. Evaluation of immunochromatography based rapid detection kit for fecal Escherichss Colio 157. [J]. Kanserstcgaku - Zzsshi,1998,72(8):834 - 899.

[65] Su - Hua Huang. Gold nanoparticle - based immunochromatographic test for identification of Staphylococcus aureus from clinical specimens [J]. Clinica Chimica Acta, 2006, 373(2):139 - 143.

[66] PEI ZHOU, YITONG LU, JIANG ZHU, et al. Nanocolloidal Gold - Based Immunoassay for the Detection of the N - Methylcarbamate Pesticide Carbofuran[J]. J. Agric. Food Chem. 2004,52: 4355 - 4359.

[67] LIBEN CHEN, ZHENGFANG WANG, MIRO FERRERI, et al. Cephalexin Residue Detection in Milk and Beef by ELISA and Colloidal Gold Based One - Step Strip Assay[J]. J. Agric. Food Chem. 2009, 57:4674 - 4679.

[68] YINLI ZHAO, GAIPING ZHANG, QINGTANG LIU, et al. Development of a Lateral Flow Colloidal Gold Immunoassay Strip for the Rapid Detection of Enrofloxacin Residues[J]. J. Agric. Food Chem. 2008, 56:12138 - 12142.

[69] Biing - Hui Liu, Zih - Jay Tsao, Jing - Jhih Wang et al. Development of a monoclonal antibody against ochratoxin A and its application in enzyme - linked immunosorbent assay and gold nanoparticle immunochromatographic strip. [J]. Anal. Chem,2008,80:7029 - 7035.

[70] Alexandra Molinelli, Karina Grossalber, Manuela Fuhrer et al. Development of Qualitative and Semiquantitative immunoassay - based rapid strip tests for the detection of T - 2 Toxin in wheat and oat. [J]. J. Agric. Food Chem,2008,56:2589 - 2594.

[71] Won - Bo Shim, Kyeong - Yeol Kim, Duck - Hwa Chung. Develop and validation of a gold nanoparticle immunochromatographic assay(ICG) for the detection of zearalenone[J]. J. Agric. Food Chem,2009,57:4035 - 4041.

[72] Shim Won - Bo, Boris B. Dzantiev, Sergei A Eremin et. al. One - Steo Simultaneous Immunochromatographic Strip Test for Multianalysis of Ochratoxin A and Zearalenone[J]. J. Microbol. Biotechnol,2009,19(1):83 - 92.

[73] Won - Bo Shim, Gyeongyeol Kim, Hee - Jung Ryu et. al. Development of One - step Simultaneous Immunochromatographic Assay for Rapid Analysis of Aflatoxin B1 and Ochratoxin A[J]. Food Sci. Biotechnol,2009,18(3):641 - 648.

[74] Anna Yu Kolosova, Sarah De Saeger, Liberty Sibabda et al. Development of a colloidal gold - based lateral - flow immunoassay for the rapid simultaneous detection of zearalenone and deoxynivalenol [J]. Anal Bioanal Chem, 2007, 389:

2103 - 2107.

[75]萨姆布鲁克. 分子克隆指南[M]. 北京科学出版社,1996. 176 - 177.

[76]王文勇,李玉松,赵一岭,等. 一种快速、稳定制备胶体金的新方法[J]. 细胞与分子免疫学杂志,1997,13(1):18 - 19.

[77]彭剑淳,刘晓达,丁晓萍,等. 可见光光谱法评价胶体金粒径及分布[J]. 军事医学科学院院刊,2000,24(3):211 - 212.

[78]李永勤,杨瑞馥. 以膜为固相载体的免疫胶体金快速试验[J]. 微生物学免疫学进展,2003,31(1):74 - 78.

第五章　短梗五加天然成分活性分析

5.1　短梗五加提取物的 HPLC - ABTS 在线抗氧化分析

传统的植物天然抗氧化活性成分的筛选通常是采用先提取、分离、鉴定各种成分后再分别对各成分进行抗氧化活性测定，这一筛选方法往往费时、费力，难以在分离过程中选定筛选目标。因此，现代研究者开始采用 HPLC - RSD(high performance liquid chromatography - radical scavenger detection)在线系统对植物天然抗氧化活性成分进行定向、快速、高效的筛选研究，其中的 RSD 主要是选用 DPPH(1,1 - diphenyl - 1 - picrylhydrazyl free radical)、ABTS[2,2′ - azinobis (3 - ethyl benzothiazoline - 6 - sulfonic acid)]等。

随着色谱技术的发展和自由基试剂的商品化，HPLC - RSD 在线筛选体系已成为开发研究天然植物抗氧化成分筛选的主要方法之一。

抗氧化活性的在线色谱联用检测技术近些年来，随着色谱技术的发展，研究者们建立了各种在线检测抗氧化活性的色谱联用技术，主要是将各种具有分离功能的色谱技术与抗氧化筛选技术相结合，旨在分离的同时实现化合物的在线鉴定与定量分析，消除了传统方法先分离、再测活的烦琐过程。此法与离线检测方法相比具有自动化、稳定化、快速化、规范化等优点。

结合 DPPH 检测抗氧化活性的方法。HPLC - DPPH 法利用色谱柱对复杂成分进行分离后与 DPPH 直接相连，选定 516 nm 作为检测波长，由于具有抗氧化能力的活性物质能够捕获 DPPH 的孤对电子而使得原有的峰面积下降甚至表现为倒峰，其倒峰面积与待测物质清除 DPPH 的能力有定量关系，可快速检测天然产物中抗氧化成分。目前，国内已有诸多学者利用该技术手段对某些天然药物进行抗氧化活性的在线筛选，包括黄芩根、茎、叶提取物、葡萄酒、水飞蓟素、苦菜叶中的抗氧化活性物质。未来需要探索出更多的检测试剂，以便能够更快、更好地对天然药物及复方制剂进行检测。

今后应该努力开发及改进现有的在线色谱抗氧化活性检测方法，建立更快速、直观的在线抗氧化活性检测及评价方法，以便发现天然产物中有效的抗氧化成分，推动天然产物事业发展。

5.1.1 试验材料

短梗五加[*Acanthopanax sessiliflorus* (Rupr. Maxim.) Seem.]于2017年5月在丹东和通化地区的早市收购;酪氨酸酶(EC1.14.18.1),DPPH,L-tyrosine,L-DOPA,Kojic acid,Quercetin,Trifluoroacetic acid (TFA), 6-hydroxy-2,5,7,8-tetramethylchroman-2-carboxylic acid (Trolox), [2,2′-azinobis (3-ethylbenzothiazoline-6-sulfonic acid) (ABTS)]等 Sigma-Aldrich Chemicals 美国;所有有机溶剂均为色谱纯 Fisher Scientific 美国。

Agilent 1200 在线高效液相色谱系统 Agilent Technologies,Santa Clara,CA 美国;分离柱 YMC-gel ODS-A (S-75μm), YMC 公司,日本; Sephadex LH-20, GE Healthcare Bio-science AB, Uppsala, 瑞典;酶标仪 SpectraMax M3 Multiple reader, Molecular Device, 美国;多功能提取浓缩机组 TS-NS-50,上海顺义实验设备有限公司;中压液相色谱 Interchim MPLC system, Puriflash 450, 美国。

5.1.2 试验方法及结果

取新鲜短梗五加20 kg室温阴干,利用多功能提取浓缩机组以料液比1:5的95%乙醇浸泡提取7 d,蒸发浓缩制成浸膏。取浸膏40 g悬浮于水,依次用氯仿,乙酸乙酯进行萃取,旋转蒸发致干,其中从40 g浸膏中获得乙酸乙酯提取物1.5 g,乙酸乙酯部分用中压液相色谱进行分离,色谱柱为ODS硅胶柱,采用甲醇和水进行梯度洗脱(0→100%,甲醇体积递增),分离得到5-*O*-咖啡酰基奎宁酸、5-*O*-咖啡酰基奎宁酸甲酯、3,5-二咖啡酰基奎宁酸、槲皮素-3-*O*-葡萄糖苷、染料木苷和槲皮素。

利用HPLC-ABTS+·的抗氧化活性物质筛选系统,对分离化合物进行抗氧化活性分析,该系统是将安捷伦1200 HPLC系统和装有连接泵的ABTS+·试剂供应以及测定系统进行了并联,其工作原理如图5.1,是由HPLC系统对样品的各组分进行检测,检测分离组分的色谱波长定为330nm,检测值为正峰值;HPLC分离的组分进入反应池中与ABTS+·反应,其中抗氧化活性组分将ABTS+·还原后在检测波长为734nm处出负峰值;为了使得正峰值与负峰值的组分保持一致,分析前预先采用ChemStation分析软件(安捷伦)对两个检测器的检测时间进行了调整使其相对应,使其如图5.1中的色谱图所示,分离组分正峰值相对应的部分可观察到负峰值,负峰值代表分离组分具有ABTS+·抗氧化活性。

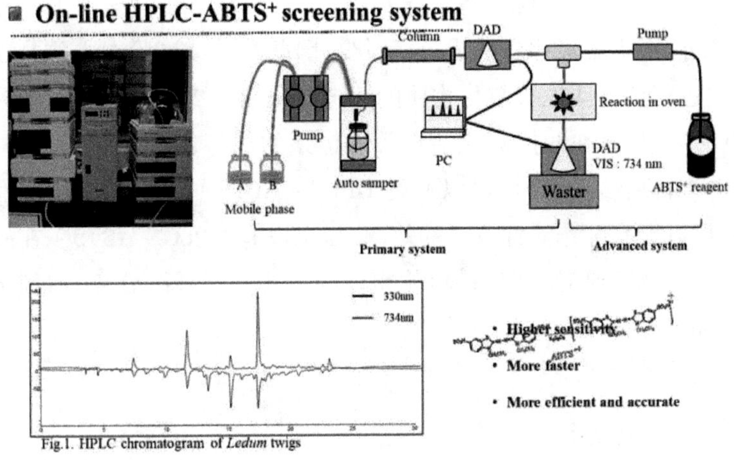

图 5.1　化合物的 HPLC – $ABTS^+$ 分析模式图

其中 ABTS + 自由基试剂配制采用 2 mol/L 的 ABTS + 保存溶液和 3.5 mol/L 的 K_2SO_4混合，用 8 倍体积的色谱级纯水稀释，室温避光过夜后加入系统容器中。色谱分析柱 Alltech C18 色谱柱（250 × 4.5mm i. d. ，5μm particle size），短梗五加提取物及分离物用甲醇溶解，进样量为 10 μL，移动相为乙腈和 0.1% 的（TFA）水溶液，流量为 1mL · min^{-1}，移动相程序设定为 28 min 内乙腈由 15% 增加至 40%，然后在 33 min 内乙腈增加至 90%，ABTS + 工作液提供量为 0.5 mL · min^{-1}。检测分离组分的色谱波长定为 254 nm，为正峰值，检测 ABTS + 自由基波长为 736 nm，为负峰值。数据分析采用 Chem Station 分析软件（安捷伦）。

利用 HPLC – ABTS + 在线抗氧化活性筛选色谱系统首先对短梗五加果肉和果核的甲醇粗提物进行了抗氧化成分的分析，分析结果如图 5.2 所示，高效液相色谱分离的组分依次进入反应池中与 ABTS 自由基反应，其中 HPLC 检测分离组分的色谱波长定为 254 nm，检测值为正峰值。HPLC 分离的组分进入反应池中与 ABTS 自由基反应，反应产物利用另一个检测器检测，检测波长为 736 nm，ABTS 自由基还原后在分离物 HPLC 峰值相对应处出现负峰值，检测值为负峰值，从众多的正负峰值可知，短梗五加果肉的粗提物样含有丰富的抗氧化活性成分。虽然从粗提物的 HPLC – ABTS + 在线抗氧化活性筛选过程中初期无法判断哪些成分具有抗氧化活性，但是可以快速获取了粗体物中具有大量抗氧化活性物质的信息，为后期抗氧化活性物质的提取分离和鉴定提供了可靠的依据。

对短梗五加果核的粗体物进行了同样的 HPLC – ABTS + 在线抗氧化活性筛选，其结果如图 5.3 所示。

果核中虽然相对于果肉的抗氧化活性成分少，但是在果核中也存在一些抗氧化活性成分，由于抗氧化活性成分相对少，因此在后续试验中主要是以果肉的粗体物为主进行了高活性抗氧化物质的筛选。从图 5.2 和图 5.3 的结果也可以发现 HPLC - ABTS + 在线抗氧化活性筛选体系的优势，也就是针对不同粗体物选用哪一个进行后续试验时，可以通过 HPLC - ABTS + 在线抗氧化活性筛选后确定，这样可以提高筛选活性成分的效率，如果没有 HPLC - ABTS + 在线抗氧化活性筛选体系，就需要对果肉、果核的粗体物都要进行系统分离，不利于快速进行活性物质的分离获取。

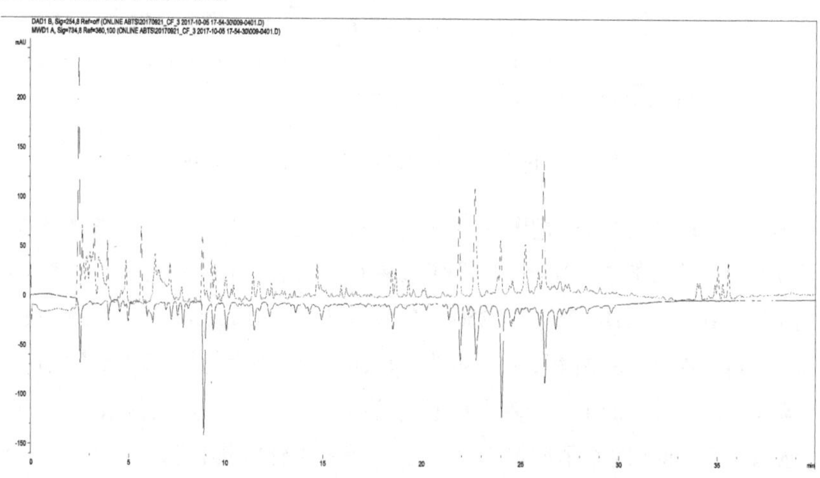

图 5.2　短梗五加果肉的 HPLC - ABTS + 在线检测图谱

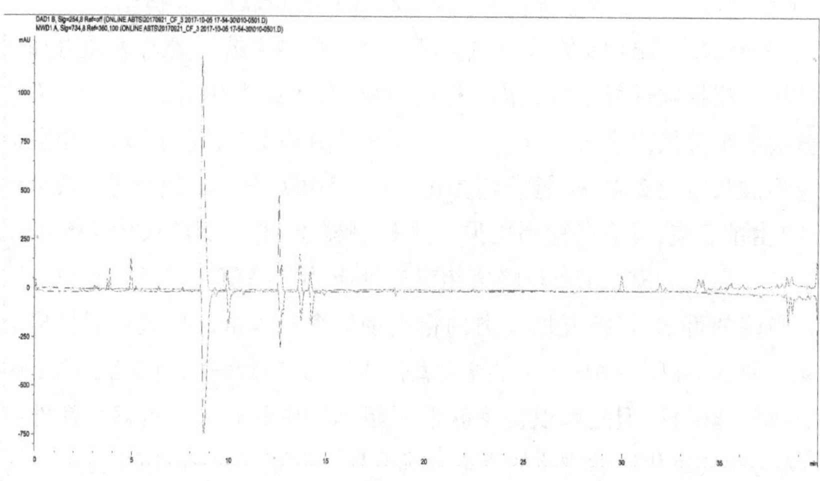

图 5.3　短梗五加果核的 HPLC - ABTS + 在线检测图谱

为了从短梗五加果肉中进一步确定和筛选抗氧化活性成分,采用系统分离法对粗提物进行了萃取分离,即用分析天平称取 4 g 左右浸膏,加入 20 mL 35 ~ 37℃的温水,用玻璃棒搅拌 30 s 后,超声 2 min,使浸膏充分溶解于水中放入分液漏斗中。分别用石油醚(正己烷)、氯仿、乙酸乙酯、正丁醇萃取剂进行系统分离。每种试剂均萃取多次,每次 20 mL,每隔 30 s 剧烈摇晃分液漏斗,充分发挥萃取剂的功能。将萃取液旋转蒸干,加入 4 mL 的乙腈 - 水(1 : 1,v/v)溶液进行溶解。根据各萃取剂的沸点,最终确定正丁醇层的萃取液在 72℃下进行旋转蒸发。除正丁醇萃取液外,其他萃取液均在 48℃下进行旋转蒸发。

获得的各层萃取物进行了 HPLC - ABTS + 在线检测(图 5.4 至图 5.6),经比较可以发现乙酸乙酯萃取层中的分离物抗氧化活性最高,活性成分也丰富,而氯仿层中的分离物成分含量有限,不利于后续化合物的分离提取,水层中含有的抗氧化活性成分含量高,活性强,但是化合物种类较少,综合以上情况,选择乙酸乙

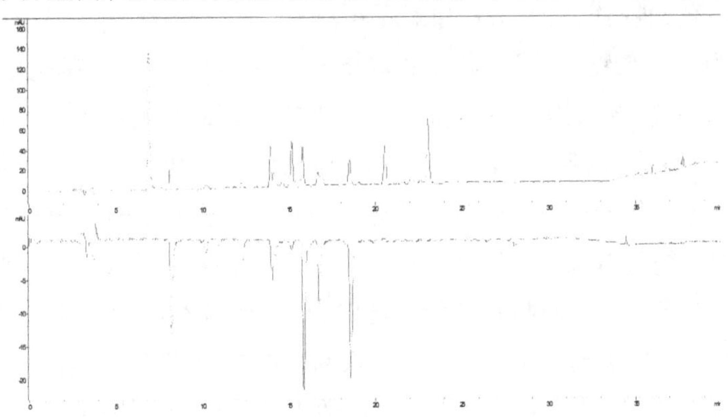

图 5.4　氯仿萃取层的 HPLC - ABTS + 在线检测图谱

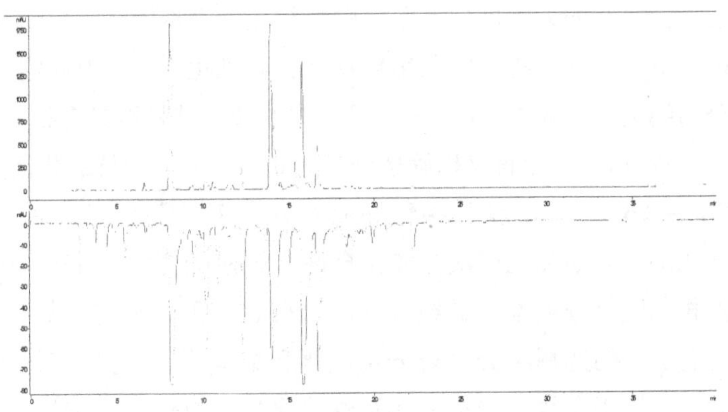

图 5.5　乙酸乙酯萃取层的 HPLC - ABTS + 在线检测图谱

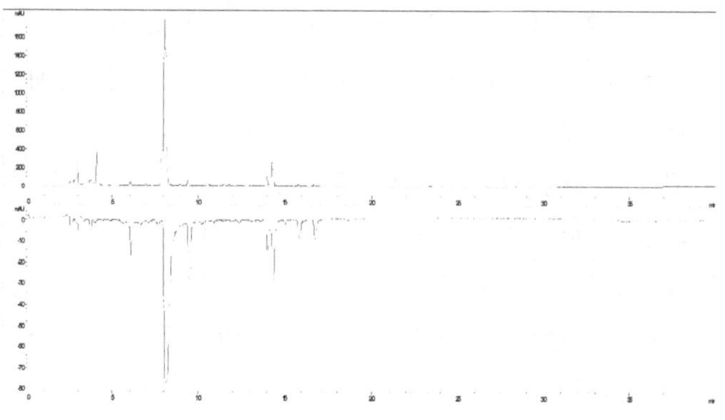

图 5.6　水层的 HPLC - ABTS + 在线检测图谱

酯萃取层和氯仿萃取层进行了化合物的精细分离,并从中分离到了 5 - *O* - 咖啡酰基奎宁酸、5 - *O* - 咖啡酰基奎宁酸甲酯、3,5 - 二咖啡酰基奎宁酸、槲皮素 - 3 - *O* - 葡萄糖苷、染料木苷和槲皮素。

另外,除了分离物 5 - *O* - 咖啡酰基奎宁酸、5 - *O* - 咖啡酰基奎宁酸甲酯、3,5 - 二咖啡酰基奎宁酸、染料木苷和槲皮素对应负峰值以外,在负峰图普中可以观察到众多的负峰值,说明各层的提取物中混有 HPLC 未能检测到的其他种类的微量化合物具有清除自由基活性,这部分后期需要进行更加精细的分离鉴定研究。

传统的植物天然抗氧化活性成分的筛选通常是采用提取、分离、鉴定各种成分后再分别对各成分进行抗氧化活性测定,其中利用 ABTS + · 筛选抗氧化活性物质是一个常用的方法,当有自由基清除剂存在时,ABTS + · 在 734nm 波长处具有特征吸收峰,由于样品中的抗氧化活性组分可以清除 ABTS + ·,因而可用分光光度法进行定性定量检测抗氧化活性成分,该方法有简便、灵敏、直接的特点。但在对成分复杂的天然植物提取物的抗氧化性筛选时, 该法最大的缺陷就是无法准确知道复杂混合物中何种化合物具有抗氧化活性, 因而需要对所有化合物进行分离纯化后经体外 ABTS + · 检测才能知道其是否具有抗氧化活性,该筛选方法不仅费时费力,而且难以筛选到具有高活性的痕量抗氧化活性物质。

而 HPLC - ABTS + · 方法体系很好地解决了这一难题,该方法是利用具有高效分离功能的高效液相色谱法分离化合物的同时在线与 ABTS + · 试剂反应,使得高效液相色谱仪分离检测的组分同时可确定其是否具有抗氧化活性,确保在分离中可有目的的选择组分进行分离纯化和结构鉴定,可提高抗氧化活性成分的筛选效率。鉴于在线筛选抗氧化活性物质的高效性和准确性,近来国内也有部分研究者开始利用其原理进行天然抗氧化活性成分的筛选研究,包括利用

HPLC－ABTS＋·筛选体系在细叶杜香茎部筛选到秦皮素等抗氧化活性物质，利用HPLC－DPPH在线筛选法从黄芩中筛选到黄芩素等5种抗氧化活性成分等。

虽然在HPLC－ABTS＋·检测过程中可发现大量显示具有抗氧化性能的负峰值组分，但是由于很多部分组分在植物中的含量过少，一般实验中很难收集到足够用于核磁共振结构鉴定的分离数量，因此具有抗氧化活性的成分分离鉴定数量还未完全鉴定出来。

由于抗氧化活性的物质具有种类繁多、不同植物及部位中的含量差异较大、理化性质各异等特性，因此有些抗氧化活性成分在使用HPLC－ABTS＋·体系筛选时会因使用萃取剂的不同而可能被漏掉，这是有待改善的部分，即便如此，该方法也已经显现出巨大的筛选抗氧化活性物质的优势，预计随着该研究方法体系的不断完善，结合并联核磁共振谱和质谱等构成新体系将会有更多新的抗氧化活性物质被尽早发现。

5.2 DPPH分析

5.2.1 DPPH分析

DPPH是一种很稳定的氮中心的自由基，它的稳定性主要来自3个苯环的π－π共轭作用及空间障碍，使夹在中间的氮原子上不成对的电子不能发挥其应有的电子成对作用。作为一种稳定的自由基，DPPH可以捕获其他的自由基。因此通过加入DPPH后观察某一化学反应作为清除自由基的指标。如图5.7所示，

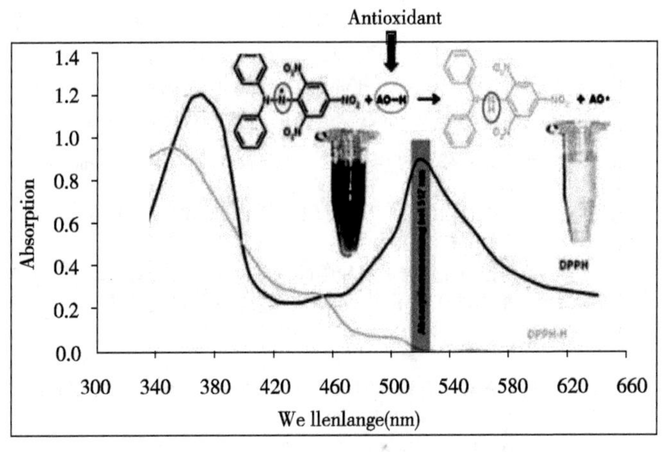

图5.7 DPPH分析模式图

由于DPPH 自由基在以400~600 nm 之间为中心处具有强烈的吸收,因此在溶液中呈现深紫色,并且在被中和之后会变为无色或浅黄色。利用这一特性 DPPH 法广泛用于定量测定抗氧化能力。关于各类植物提取物的 DPPH 分析的部分案例见表5.1。

此法是根据 DPPH 自由基有单电子,在520 nm 处有一强吸收,其醇溶液呈紫色。抗氧化剂(或称自由基清除剂)能使单电子配对,从而使 A_{520} nm 值降低,溶液褪色。由于这种变化其接受电子数量成定量关系,因而可以用比色法进行测量。DPPH 法不仅能够通过吸收度的降低程度评价物质的抗氧化能力,还能够进行定量分析。但在评价成分复杂提取物的抗氧化能力时,该法最大的不足在于只能检测出提取物总体的抗氧化能力,无法获知其中某一单体化合物的抗氧化活性,只有再经分离纯化才可确定。然而,一些化合物会由于在分离纯化过程中的分解作用而导致活性发生变化,不能很准确地评价待测物质的抗氧化能力。

表5.1 2020年国内研究者对各类植物提取物的 DPPH 分析部分报道结果

植物来源	DPPH 活性	参考文献
澳洲坚果青皮	澳洲坚果青皮不同极性溶剂分步提取物对 DPPH 自由基拥有一定的清除能力。其中乙酸乙酯提取物对 DPPH 自由基的清除能力最强,其 IC_{50} 为0.67 mg/mL	郭刚军 2020
羊栖菜	乙酸乙酯萃取物的抗氧化活性分别是 90.17% ±0.54% (DPPH·)	郑晓丽 2020
红枣冻干片	DPPH 自由基清除力为25.09 μmol TE/g DW	李雁琴 2020
艾叶	当艾叶挥发油浓度为80 mg·mL^{-1}时,DPPH 自由基清除率为39.12%	齐巧明 2020
款冬	款冬总黄酮质量浓度为0.06 mg·mL^{-1}时,对 DPPH 清除率81.03%	陈苏丹 2020
铜藻	DPPH 体系中抗氧化大小为:30%乙醇提取物(IC_{50} =0.097 mg/mL)>50%乙醇提取物(IC_{50} =0.102 mg/mL)>90%乙醇提取物(IC_{50} =0.136 mg/mL)>水提取物(IC_{50} =0.160 mg/mL)>70%乙醇提取物(IC_{50} =0.162 mg/mL)	郑丽杰 2020
北五味子	北五味子酵素的 DPPH 自由基清除率达到94.50 mmol/L	董佳萍 2020
金银花	当金银花绿原酸、芦丁、槲皮素的复配比例为3:3:1时,DPPH 清除率为77.57%	石艳宾 2020
赤霞珠葡萄籽	葡萄籽原花青素具有较强的清除1,1-二苯基-2-三硝基苯肼(DPPH)自由基的能力,IC_{50}值为3.71 ug/mL	王伟 2020
地骨皮	DPPH·IC50 为22 mg/L	臧慧静 2020
芦笋	芦笋多糖具有较好的抗氧化能力,其 DPPH 自由基清除率达到74.31	李惠 2020
沙棘	对 DPPH 自由基清除能力为25.86%	朱立斌 2020

续表

植物来源	DPPH 活性	参考文献
月柿	月柿提取物对于 DPPH 自由基有良好的清除作用，其 IC50 值为 0.1868 mg/mL	侯俐南 2020
豌豆	豌豆低聚肽对 DPPH 自由基清除的 IC_{50} = (3.39 ± 0.02) mg/mL	秦修 2020 远
百香果	体外抗氧化活性分析结果表明：当多糖浓度为 2 mg/mL 时，多糖对 DPPH 为 32.8%	帅良 2020
翠云草	翠云草具有潜在的抗氧化活性，DPPH 自由基清除的 IC_{50} 值为 0.76 mg/mL	雷杰 2020
土庄绣线菊	茶多酚对 DPPH 自由基清除作用相对较弱，其半数抑制浓度（IC_{50}）为 0.376 mg/mL	杨洋 2020
苜蓿	苜蓿叶对 DPPH 自由基为 50.85%	来思彤 2020

5.2.2　短梗五加提取物的 DPPH 分析

5.2.2.1　短梗五加样品的制备

取新鲜短梗五加萌生枝条 20 kg 室温阴干，利用多功能提取浓缩机组以料液比 1∶5 的 95% 乙醇浸泡提取 7 d，蒸发浓缩制成浸膏粗提物。将浸膏粗提物用乙醇溶解稀释后进行 DPPH 分析，以秦皮素为对照。

首先，准确称取 8 mg DPPH 用无水乙醇溶解，定容于 100m L 的容量瓶，即为 0.0002mol/L 的 DPPH 溶液。取不同浓度的浸膏溶液 2 mL 和 0.0002 mol/L 的 DPPH 溶液 2 mL 混匀，避光保存 30 min，以无水乙醇溶液作参比溶液，在波长为 520 nm 处测定吸光值(Ai)；用无水乙醇溶液代替 DPPH，测定吸光值(Aj)；用无水乙醇溶液代替浸膏溶液测定吸光值(A_0)，按照公式计算粗提物对 DPPH 自由基清除率。秦皮素试验同上。

$$\text{DPPH 自由基消除率}(\%) = \frac{A_0 - (A_i - A_j)}{A_0} \times 100$$

5.2.2.2　DPPH 分析结果

试验结果如图 5.8 所示，短梗五加萌生枝条的粗提物和对照物对 DPPH 自由基都有明显的清除效果，随着质量浓度的增加，清除率逐渐增高，具有良好的剂量 - 效应关系，说明在短梗五加萌生枝条中含有清除自由基的活性物质。

结合表 5.1 的其他植物提取物的 DPPH 活性，通常酚类物质是主要的 DPPH 自由基清除物质，为了检验短梗五加提取物中酚类物质，进行了总酚的测定，其结果如图5.9所示，在短梗五加提取物中检测到了高含量的总酚类物质。这一结果为后期进行短梗五加的抗氧化活性物质提取时，可以将重点放在酚类物质的提取研究中。

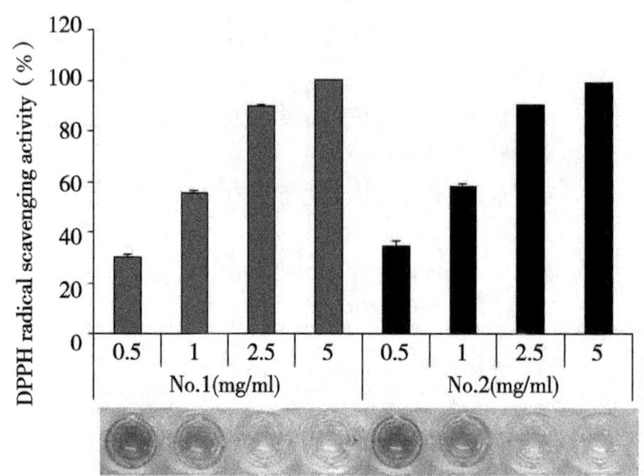

图5.8 短梗五加萌生枝条粗提物的DPPH分析

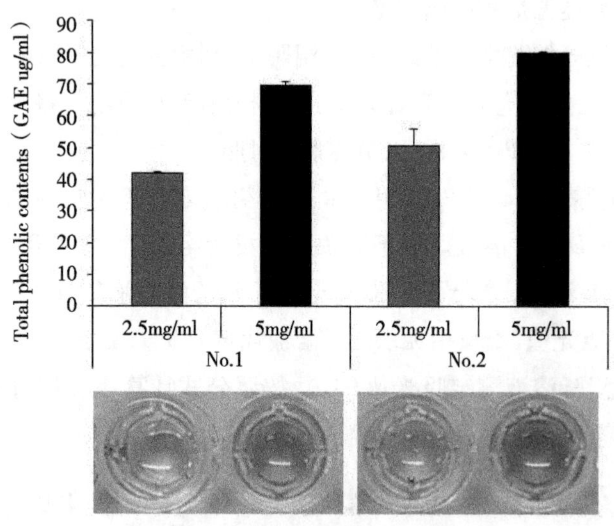

图5.9 短梗五加中总酚的测定

对分离化合物5－*O*－咖啡酰基奎宁酸、3,5－二咖啡酰基奎宁酸和5－*O*－咖啡酰基奎宁酸甲酯DPPH自由基清除的IC_{50}分别如表5.2所示，为227.9、9.1和35.9 8 μmol/L，秦皮素对DPPH自由基清除的IC_{50}为16.7 μmol/L，说明3,5－二咖啡酰基奎宁酸对DPPH自由基清除作用优于秦皮素，其他两种化合物也具有一定的抗氧化活性（表5.2）。

表 5.2　化合物体外抗氧化(IC50)

化合物	抗氧化剂
	DPPH（μmol/L）
5 - *O* - 咖啡酰基奎宁酸	27.9
3,5 - 二咖啡酰基奎宁酸	9.1
3,5 - *O* - 咖啡酰基奎宁酸甲酯	35.9
Quercetin	16.7

5.3　ABTS 分析

ABTS 常用于生物活性成分的体外抗氧化活性鉴定,学名是2 ,2′ - 偶氮 - 二(3 - 乙基 - 苯并噻唑 - 6 - 磺酸)二铵盐[2, 2′ - azino - bis(3 - ethylbenzothiazoline - 6 - sulfonic acid)],如果 ABTS 与过二硫酸钾反应,可以生成绿色的 ABTS 自由基(图 5.10)。

该自由基在 734nm 有最大吸收,所以,通过检测 734nm 处的吸光度,可以测定其浓度。一个物质加入到 ABTS 自由基溶液后,如果 734nm 的吸光度降低,则说明该物质具有自由基清除活性,属于抗氧化剂。

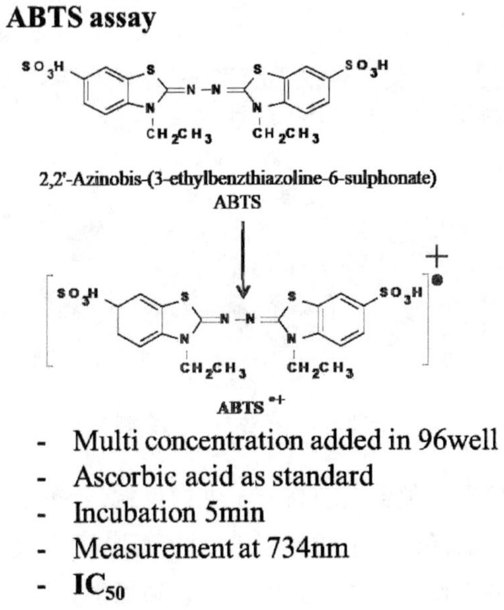

ABTS assay

SO_3H　S　N　CH_2CH_3

2,2'-Azinobis-(3-ethylbenzthiazoline-6-sulphonate)
ABTS

ABTS$^{\bullet +}$

- Multi concentration added in 96well
- Ascorbic acid as standard
- Incubation 5min
- Measurement at 734nm
- **IC_{50}**

图 5.10　ABTS 分析模型

该法称为 ABTS 自由基清除法,可以用来评价植物(或中草药抽提物)、纯化合物的抗氧化能力。此外,可以作为对血浆、血清、唾液、尿液等各种体液,细胞或组织等裂解液或各种抗氧化物(antioxidant)溶液的总抗氧化能力进行检测的试剂盒。

5.4 酪氨酸酶活性抑制分析

酪氨酸酶是黑色素生成过程中的关键限速酶,黑色素的含量与分布决定着人体皮肤和毛发的颜色。黑色素的形成机制如图 5.11 所示。

研究表明,通过抑制机体中酪氨酸酶的活性,能显著减少黑色素的生成,从而达到美白的效果。因此,寻找天然、高效、低毒的酪氨酸酶抑制剂具有广阔的应用前景。研究发现植物中化学成分可有效抑制黑色素的生成。

目前常见的天然美白活性物质主要有熊果苷(对苯二酚葡糖苷)、果酸、曲酸及其衍生物、维生素 C 及其衍生物等。随着时代变迁,人们审美潮流随之改变,开始追求皮肤自然透出的白皙,因此有关黑色素抑制的相关研究和产品开发蓬勃发展。

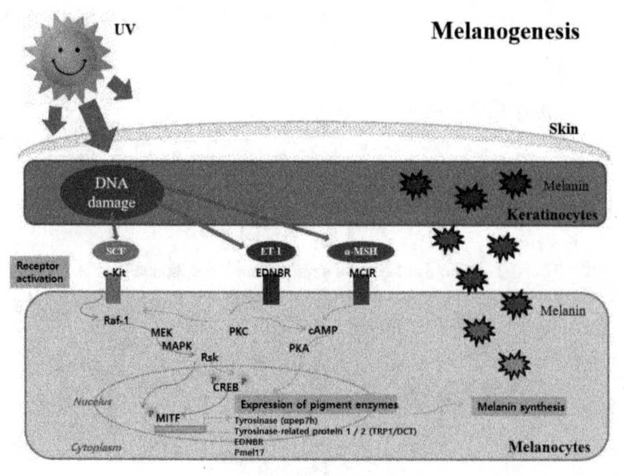

图 5.11　黑色素形成机制

黑色素是由黑色素细胞合成的高分子生物色素,分布于皮肤真皮层中,决定了皮肤的颜色。适当的黑色素生成有利于皮肤健康,可有效吸收紫外线,从而保护皮肤免受光老化的损伤。黑色素是由真黑素和褐黑素两种醌类物质以聚合的方式组成的生物色素,并且不能溶解于水和几乎所有溶剂,易溶于碱。黑色素形成的生理过程基本可以概括为酪氨酸在酪氨酸酶的催化下,被逐渐氧化生成 L-多巴,然后继续在酪氨酸酶的催化下,进一步氧化生成多巴醌和多巴色素。多巴醌进一步在半胱氨酸或者谷胱甘肽的作用下,通过进一步反应生成褐黑素。黑色素的生成含量主要受酪氨酸酶(tyrosinase,TYR) 的调节,酪氨酸酶是黑色素起始反应的关键限速酶。

黑色素的生成速度和产量还受酪氨酸酶相关蛋白 1(tyrosinaserelated protein1,TRP1) 、TRP2、小眼畸形相关转录因子(microphthalmia associated transcription factor,MITF) 的调控。

筛选具有黑色素抑制的天然活性成分的方法主要有两种,一是以体外酪氨酸酶抑制试验,二是基于细胞试验的细胞内黑色素抑制实验法。

5.4.1　基于细胞试验的黑色素抑制物的筛选

本实验以小鼠 B16 F10 细胞为研究对象,构建 α-MSH 诱导的黑色素高表达细胞模型,以熊果苷为阳性对照,研究短梗五加提取物对 α-MSH 诱导的 B16 F10 细胞内黑色素生成的抑制作用,并初步探究其作用机制,以期为短梗五加在化妆品或药品的应用提供科学依据。

5.4.1.1　材料

(1)细胞株 小鼠黑色瘤 B16 F10 细胞(KCLB, Korea)。

(2)药品与试剂 胎牛血清、DMEM 高糖培养基、胰蛋白酶 购自美国 Gibco 公司;熊果苷、左旋多巴、MTT、二甲基亚砜、PBS 粉剂,均购自美国 Sigma 公司;cDNA 合成试剂盒购自日本 Takara 公司;TYR、TRP1、TRP2、MITF、β-actin 抗体,购自美国 Cell Signaling Technology 公司;所有的荧光二抗购自美国 Jackson Immuno Research 公司。

(3)仪器与设备。

倒置显微镜;超净工作台;CO_2恒温培养箱;实时荧光定量 PCR 仪;全波长酶标仪。

5.4.1.2　试验方法

(1)样品的制备。

取新鲜短梗五加萌生枝条 20 kg 室温阴干,利用多功能提取浓缩机组以料液比 1∶5 的 95% 乙醇浸泡提取 7 d,蒸发浓缩制成浸膏粗提物。

粗提物分别利用正己烷、乙酸乙酯和正丁醇如图 5.12 所示进行萃取,制成正己烷层、乙酸乙酯层、正丁醇层和水层的样品。

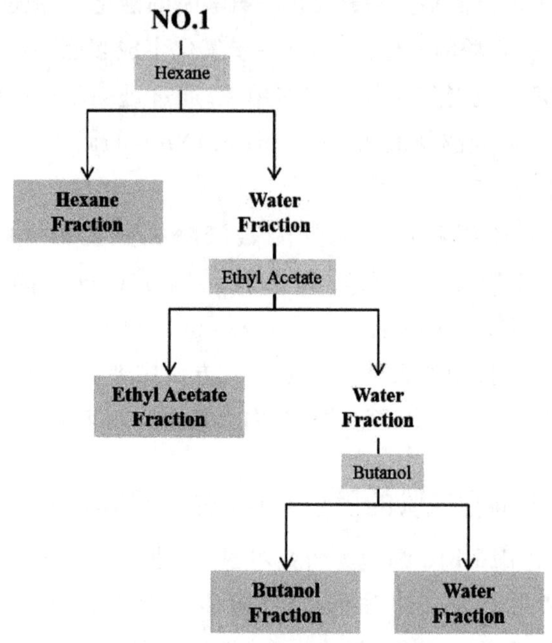

图 5.12　样品制备过程

(2)B16 F10 细胞培养及分组。

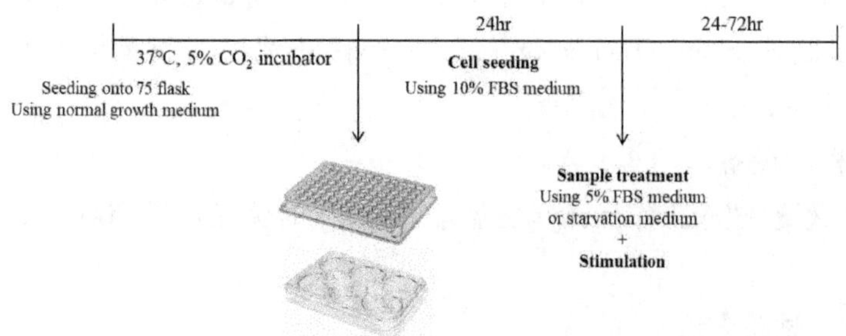

图 5.13　细胞培养模式图

如图 5.13 所示,小鼠黑色瘤 B16 F10 细胞置于含 10%胎牛血清、1%的双抗的 DMEM 高糖培养基(pH = 7. 2) 中培养,培养条件为 37℃、5% CO_2且相对饱和湿度,取对数生长期的细胞用于后续实验。实验设置空白对照组(Control)、

α - MSH 模型组（Model）、阳性对照组（α - MSH 诱导 + 熊果苷 100 mg · L^{-1}）、样品组（α - MSH 诱导 + 样品 5、10、20 mg · L^{-1}）。

（3）细胞活力的测定。

采用 MTT 法测定细胞活力（见图 5.14）。

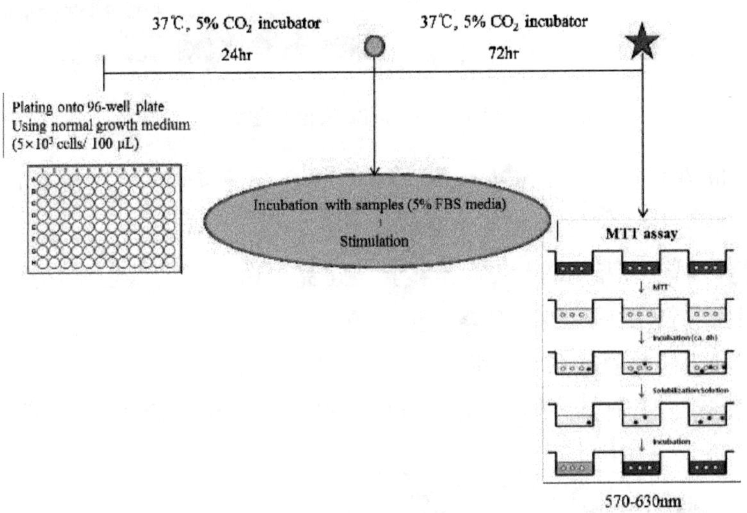

图 5.14　MTT 法模式图

取 B16 F10 细胞以每孔 5 × 10^3/100 μL 接种于 96 孔板中，24 h 后按照实验分组加入不同药液，样品的终浓度为 5、10、20 mg/L，每组设 4 个复孔，各孔加入 5 g/L的 MTT 溶液 20 μL，3 h 后轻轻吸去上清液，每孔加入 200 μL DMSO 溶液，震荡均匀，于 570 ~ 630 nm 波长处测各孔的吸光值。按下列公式计算细胞相对活力：细胞相对活力% = 实验组吸光值/空白对照组吸光值 × 100%。

（4）细胞内黑色素含量的测定。

如图 5.15 所示，采用 NaOH 裂解法测定细胞内黑色素的含量。取 B16 F10 细胞以 5 × 10^7/L 接种于 6 孔板中，每孔 10 mL，培养 24 h。按照实验分组加入 2 μmol/L 的 α - MSH 进行诱导（除空白对照组），构建 α - MSH 诱导的黑色素高表达细胞模型，再加入不同药液，其中样品的终浓度为 5、10、20 mg/L，阳性对照熊果苷的终浓度为 100 mg/L，每组设 4 个复孔。培养 48 h 后，弃去上清液，用 PBS 清洗 3 次后，每孔加入 200 μL 1 mol/L 的 NaOH 溶液（含 0% DMSO），在 60℃条件下充分裂解细胞 1 h，于 405 nm 波长处测各孔的吸光值。

溶液中蛋白质含量的测定采用 Bradford 法。以黑色素为标准品，绘制 OD 值

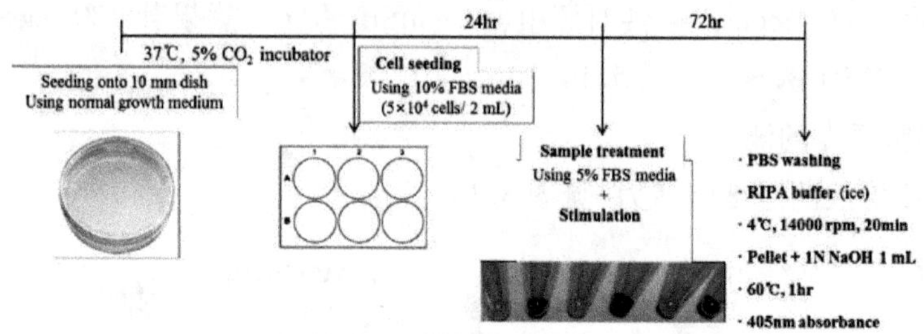

图 5.15　MTT 法模式图

(Y)与质量浓度(X) 间的标准曲线,通过标准曲线计算细胞内黑色素的含量。

按下列公式计算细胞内黑色素相对含量:

细胞内黑色素相对含量/% =实验组每克蛋白质中的黑色素含量/α - MSH 模型组中每克蛋白质中的黑色素含量×100%。

(5)细胞内酪氨酸酶活性的测定。

如图 5.16 所示,采用 L - Dopa 氧化法测定细胞内酪氨酸酶的活性。

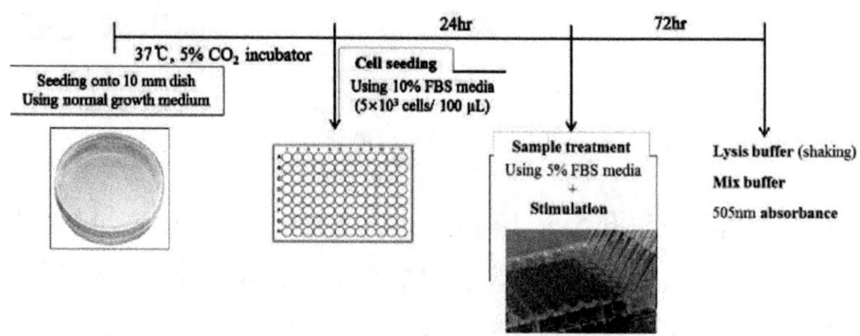

图 5.16　MTT 法模式图

细胞分组处理培养 24 h,弃去上清液,用 PBS 清洗 3 次,每孔加入 Lysis PBS 缓冲液 500 μL,置于 -80℃冰箱中冷冻 h,随后室温融化,将细胞裂解液在 2000 r/min、4℃条件下离心 20 min,收集上清液。取上清液 60 μL 于 96 孔板中,加入 140 μL 的 5 mmol/L L - Dopa,37℃孵育 h,于 505 nm 波长处测各孔的吸光值。

溶液中蛋白质含量的测定采用 Bradford 法。按下列公式计算细胞内酪氨酸酶相对活性:细胞内酪氨酸酶相对活性/% =实验组每克蛋白质中的酪氨酸酶活性/αMSH 模型组中每克蛋白质中的酪氨酸酶活性×100%。

(6)表达蛋白测定。

采用不同浓度样品处理细胞, 48 h 后裂解细胞,提取细胞总蛋白。分别用 TYR、TRP1、TRP2、MITF、β - actin 的一抗(1∶1000) 进行免疫印迹,再用 1∶5000

稀释的相对应二抗进行杂交。

5.4.1.3　结果分析

(1)对细胞活力及 α－MSH 诱导的细胞黑色素含量的影响。

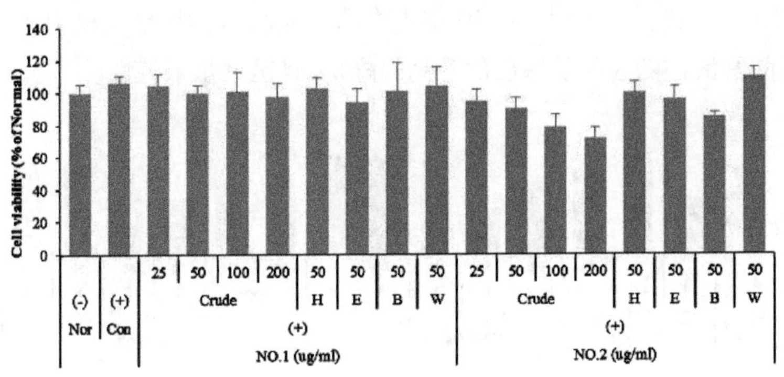

图 5.17　α－MSH 诱导的细胞活力的影响

由图 5.17 可知,B16 F10 细胞经短梗五加乙醇粗提物和不同有机溶剂萃取层萃取样品处理 24 h 后发现,粗提物样品 2 在 100 mg/L 以上浓度时有一定的毒性作用,而在 50 mg/L 以下时与空白对照没有差异性,因此,选用 50 mg/L 浓度为安全性试验浓度值,并对 4 种萃取物样品在 50 mg/L 浓度下对细胞活性的影响试验结果与空白对照组相比,差异无统计学意义($P>0.05$) 。表明后续实验均可采用此浓度进行研究。构建 α－MSH 诱导的黑色素高表达细胞模型,观察样品作用后细胞内黑色素生成量的变化。由图 5.18 可知, B16 F10 细胞经 α－MSH 诱导后,细胞黑色素的生成量明显增加($P<0.05$),表明 α－MSH 诱导的黑色素高表达细胞模型建立成功。

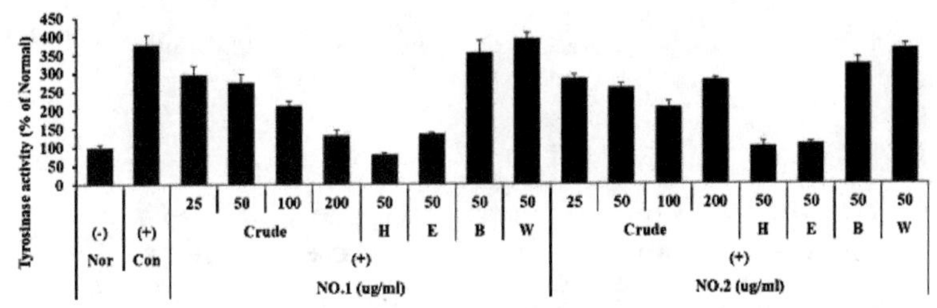

图 5.18　α－MSH 诱导的细胞黑色素含量的影响

与 α－MSH 模型组相比,阳性对照熊果苷作用后,对细胞内黑色素生成的抑制率达到 20 %;而正已烷提取物在浓度为 50 mg/L 时,对细胞内黑色素生成的抑制率达到了80 %,与α-MSH模型组相比,差异具有显著性($P<0.05$),说明提取物样品对黑色素生成的抑制效果强于阳性对照熊果苷。

样品对α-MSH诱导的细胞内酪氨酸酶活性的影响如图5.19所示,萃取物样品和阳性对照熊果苷对B16 F10细胞内酪氨酸酶活性均呈现出明显的抑制作用,酪氨酸酶活性随着样品浓度的升高而降低,且呈剂量依赖性。

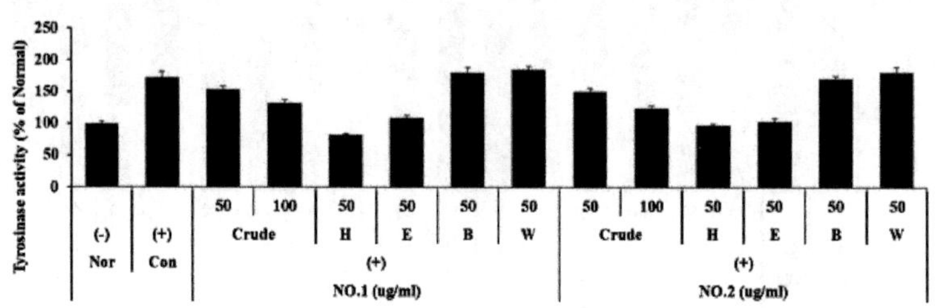

图5.19 α-MSH诱导的细胞黑色素酪氨酸酶活性的影响

与α-MSH模型组相比,当萃取物浓度为50 mg/L时,对细胞内酪氨酸酶活性的抑制率正己烷萃取层最强,比熊果苷对细胞内酪氨酸酶活性的抑制率高,说明阳性对照熊果苷的作用效果没有正己烷萃取层的效果明显。结果表明,正己烷萃取层内具有酪氨酸酶抑制物,并通过抑制细胞内酪氨酸酶的活性,抑制黑色素的产生。

对α-MSH诱导的细胞内黑色素含量及影响的结果显示(图5.20),细胞经α-MSH诱导后,细胞黑色素生成量明显增加,与空白对照组比较差异具有显著性,表明α-MSH诱导的黑色素高表达细胞模型建立成功。

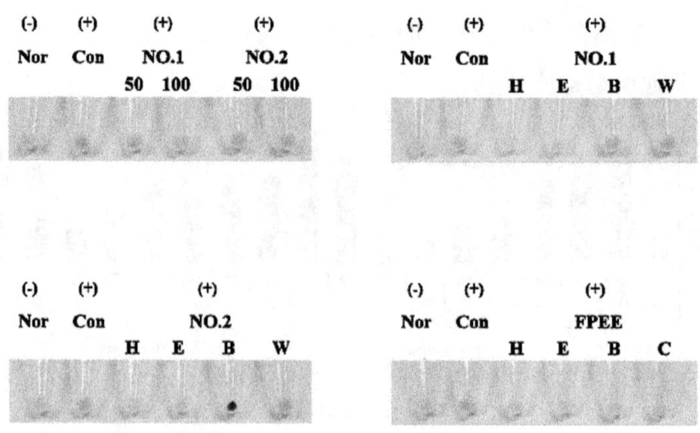

图5.20 细胞黑色素形成

检测4种萃取物样品对α－MSH诱导细胞内黑色素含量均呈现出明显的抑制作用，且呈剂量依赖性。与阳性对照熊果苷相比较，样品对黑色素含量的抑制作用更明显，表明短梗五加提取物的美白效果优于已被普遍认可的美白添加剂熊果苷。黑色素的生物合成含量与速度由TYR、TRP1、TRP2等黑色素细胞特异酶催化，其中TYR、TRP1、TRP2的异常表达会引起黑色素的大量生成，常导致皮肤斑点、白癜风、恶性黑色素瘤等。MITF是黑色素生成通路中另一个重要调控基因，MITF可以上调TYR基因的表达，从而促进黑色素的生成。短梗五加正己烷萃取层提取物能够明显抑制黑色素的生成，其机制可能是下调α－MSH诱导的细胞内TYR、TRP1、TRP2和MITF mRNA和蛋白表达水平。进而抑制酪氨酸酶活性，抑制黑色素的生成。本实验结果为短梗五加提取物在化妆品的应用提供了一定的试验参考。

5.4.2　基于体外试验的黑色素抑制物的筛选

在皮肤黑色素生物合成中，酪氨酸酶是关键酶，作用于多巴，形成多巴醌，后者自发进行一系列反应最后形成黑色素。酪氨酸酶在pH6.8的磷酸溶液中，可催化多巴转化成多巴醌，在分光光度计475nm处可测定吸光值。具有酪氨酸酶活性抑制作用的原料可以减少多巴转化成多巴醌，从而降低吸光值，根据吸光值的变化，评估原料对酪氨酸酶活性的抑制作用。

5.4.2.1　材料

pH6.8的磷酸氢二钠－柠檬酸缓冲液0.2 mol/L（$Na_2HPO_4 \cdot 12H_2O$）14.33 g溶于200 mL水，用玻棒搅拌至溶解；0.1 mol/L一水合柠檬酸2.1 g溶于100 mL水，用玻棒搅拌至溶解；pH6.8磷酸氢二钠－柠檬酸缓冲液0.2 mol/L（$Na_2HPO_4 \cdot 12H_2O$）154.5 mL，加入0.1 mol/L一水合柠檬酸45.5 mL，配制成200 mL的磷酸氢二钠－柠檬酸缓冲液；酪氨酸酶，活力≥1000unit/mg固体；左旋多巴，纯度≥98%；酪氨酸酶溶液用pH6.8磷酸氢二钠－柠檬酸缓冲液配制，100 u/mL，临用配制；左旋多巴溶液用pH6.8磷酸氢二钠－柠檬酸缓冲液配制，1 mg/mL，避光保存；

5.4.2.2　试验方法

阳性对照物用pH6.8磷酸氢二钠－柠檬酸缓冲液稀释成1 mg/mL、0.2 mg/mL、0.04 mg/mL、0.008mg/mL系列浓度梯度用以验证试验系统。样品用磷酸氢二钠－柠檬酸缓冲液稀释为多级浓度样品。使用10 mL试管设立样品管（T）、样品本底T_0、酶反应管C和溶剂本底C_0，每一样品的每个受试浓度的样品管T设立3支平行管,同时酶反应管 C 也设立 3 支平行管。在样品管 T 和样品本底 T_0 中各加入 1 mL 相同浓度的样品溶液,酶反应管 C 和溶剂本底 C_0 则分别加入 1 mL 磷酸氢二钠-柠檬酸缓冲液。在样品管 T 和酶反应管 C 中各加入 0.5 mL 酪氨酸酶溶液,样品本底 T_0 与溶剂本底 C_0 以 0.5 mL 磷酸氢二钠-柠檬酸缓冲液代替,将样品和酪氨酸酶充分混匀,置 37℃水浴槽孵育 10 min。依次在各管中加入 2 mL 的左旋多巴溶液,孵育 5 min,即刻将各管反应溶液移入比色皿中,在 475 nm 处测定吸光值。

酪氨酸酶抑制率公式:

$$抑制率(\%)=\left(1-\frac{T-T_0}{C-C_0}\right)\times 100\%$$

式中:

T——样品管吸光值,即样品与酪氨酸酶反应后溶液吸光值;

T_0——样品本底吸光值;

C——酶反应管吸光值 3 次平均值,即未加样品时酪氨酸酶和多巴反应的吸光值;

C_0——溶剂本底吸光值。

5.4.2.3 试验结果

酪氨酸酶抑制活性分析中缓冲液用作空白对照,Kojic acid 用作阳性样品对照,每个化合物进行三次重复测定,根据吸光度值计算抑制 50% 酶活性的 IC_{50} 值。

表 5.3 化合物体外络氨酸酶抑制活性(IC_{50})

化合物	Tyrosinase	
	L-tyrosine (μM)	L-DOPA (μM)
1	135.3	163.8
2	43.2	80.8
3	> 200	> 200
Quercetin	12.3	37.3
Kojic acid	12.3	37.3

1:5-*O*-咖啡酰基奎宁酸; 2:3,5-二咖啡酰基奎宁酸; 3:5-*O*-咖啡酰基奎宁酸甲酯

其结果如表 5.3 所示,5-*O*-咖啡酰基奎宁酸(化合物 1)、3,5-二咖啡酰基奎宁酸(化合物 2)和 5-*O*-咖啡酰基奎宁酸甲酯(化合物 3)具有良好络氨酸酶抑制活性,由于酪氨酸酶抑制活性可减少黑色素的形成,因此,本实验结果可为利用短梗五加的美白功能食品及美白化妆品开发提供了基础性实验数据。

5.5　抗菌活性分析

能引起人和动物致病的微生物包括真菌、放线菌、螺旋体、细菌、立克次氏体、衣原体、病毒、支原体等。其中细菌是最为常见，常引起食物中毒、感染疾病以及引起传染病等。食品和人体控制细菌污染和感染的有效办法是食用抗生素等化学物质，但是，抗生素以及化学防腐剂给我们生活带来益处的同时，也存在着毒性作用、细菌的耐药性、残留以及对环境污染等诸多问题。

天然植物提取物具有天然性、安全性、无污染以及独特的营养特性，因此从天然植物中提取活性成分用于抑菌防腐已经成为各国研究热点。但是，目前国内对短梗五加抑菌活性的研究极少，还未能进行系统的研究。考虑到短梗五加有着非常丰富的天然活性成分，深入分析从其他植物中提取的天然活性成分的抗菌活性可以为短梗五加的抗菌活性成分的开发提供有益的参考。

5.5.1　具有抗菌活性的天然产物

(1)多酚类。

白藜芦醇是一种三羟基二苯乙烯类非黄酮多酚化合物，主要存在于葡萄、莓果、花生等果实中，是植物所分泌的抗病毒素，具有抗菌、抗癌、抗氧化、抗炎等多种生物活性。白藜芦醇对羊毛状小孢子菌、红色毛癣菌、石膏样毛癣菌、石膏样小孢子菌、絮状表皮癣菌等常见皮肤癣菌具有较强的体外抗真菌活性。

儿茶素类系从茶叶等天然植物中提取出来的一类酚类活性物质，分为表儿茶素(Epicatechin EC)、表没食子儿茶素没食子酸酯(Epigallocatechin gallate EGCG)、表儿茶素没食子酸酯(Epicatechin gallate ECG)和表没食子儿茶素(Epigallocatechin EGC)。ECG、EGCG、EGC等对异质性耐万古霉素葡萄球菌具有一定的抗菌作用。

(2)萜类。

萜类是异戊二烯的聚合物以及它们衍生物的总称，通式$(C_5H_8)n$。萜类是普遍存在于植物界的一类化合物。它们除以萜烃的形式存在外，还有醇、醛、酮、羧酸、酯类以及甙等各种含氧衍生物形式、含氮的衍生物、含硫的衍生物等。根据分子中包括异戊二烯单位的数目将萜类可分为：单萜、倍半萜、二萜、二倍半萜、三萜、四萜、多萜。在生命活动中，萜类化合物在植物体内具有重要的功能，如赤霉素、脱落酸和昆虫保幼素是重要的激素，类胡萝卜素和叶绿素是重要的光合色素,质体醌和泛醌为光合链和呼吸链中重要的电子递体,甾醇是生物膜的组成成分等。

据报道,单萜和倍半萜类物质邻苯二甲酸二异丁酯、α-里那醇、二苯胺、1-辛烯-3醇等对肺炎球菌和肠炎沙门菌表现出较强的抑制作用。玫瑰烷二萜苷对两种口腔细菌变形链球菌和内氏放线菌具有一定的抑制作用。

(3)生物碱类。

生物碱是一类含氮的有生理作用的天然化合物,大多数有较复杂的氮杂环结构,少数为非氮杂环的有机胺类。一般有类似碱的性质。生物碱广泛分布于自然界,尤以植物界为多,据统计至少在140种植物中发现有生物碱,特别是罂粟科、防己科、茄科、豆科、夹竹桃科、毛茛科、小檗科等。生物碱按植物来源、生理效应或化学结构分类。常见的类型有吡咯类、吡啶类、喹啉类、异喹啉类、吲哚类、咪唑类、嘌呤类、莨菪烷类、萜类、甾体类、有机胺类等。

据报道,铁屎米酮对大肠埃希杆菌、金黄色葡萄球菌、白色念珠菌均、变形链球菌、放线菌和嗜血放线伴生杆菌具有较强的抑制作用。新喹酮类生物碱8-甲氧基-4-喹酮-2-羧酸对铜绿假单胞菌、肠致病性大肠埃希菌、肺炎克雷伯菌及表皮葡萄球菌具有抗菌活性。槐定碱和苦参碱对大肠杆菌、枯草芽孢杆菌和番茄早疫的抗菌效果明显。氧化苦参碱对甲氧西林敏感金黄色葡萄球菌和耐甲氧西林金黄色葡萄球菌具有一定的抑菌作用。Cathelicidin 是一类在哺乳动物体内发现的具有结构多变特点的内源性抗菌多肽类物质。其具有良好的抗菌作用,尤其能杀灭耐药性细菌,并且能抑制病毒的复制,杀伤肿瘤细胞。

(4)黄酮类。

黄酮类化合物是一类存在于自然界的、具有2-苯基色原酮结构的化合物,黄酮类化合物多为结晶性固体,少数为无定型粉末。它们分子中有一个酮式羰基,第一位上的氧原子具碱性,能与强酸成盐,其羟基衍生物多具黄色,故又称黄碱素或黄酮。黄酮类化合物在植物体中通常与糖结合成苷类,小部分以游离态(苷元)的形式存在。绝大多数植物体内都含有黄酮类化合物,它在植物的生长、发育、开花、结果以及抗菌防病等方面起着重要的作用。

据报道,总黄酮单用及与β-内酰胺类抗菌药物联用对金黄色葡萄球菌、耐甲氧西林金黄色葡萄球菌、肺炎克雷白杆菌、乙型副伤寒杆菌等临床常见病原菌具有较强的体外抗菌活性。染料木苷对枯草杆菌、金黄色葡萄球菌、耐甲氧西林金黄色葡萄球菌等革兰氏阳性菌有较好的抑制作用。大黄素对金黄色葡萄球菌和枯草芽孢杆菌的生长具有明显的抑制作用。

(5)醌类化合物。

醌类化合物是中药中一类具有醌式结构的化学成分，主要分为苯醌、萘醌、菲醌和蒽醌四种类型。

据报道，郁化合物2－乙酰甲基－3－甲基－5－氢－7－甲氧基－萘茜和2－乙酰甲基－3－甲基－7－甲氧基－8－氢－萘茜具有弱的抗金黄色葡萄球菌的活性。

(6)多糖类化合物。

凡能水解成多个单糖分子或其衍生物的糖为多糖。它是由二十个单糖到上万个单糖分子缩合、脱水而成的大分子化合物。多糖可以由一种单糖缩合而成，如淀粉、纤维素等。也可以由不同单糖或其衍生物缩合而成，如半纤维素等称为杂聚多糖。

据研究，天麻多糖具有广谱抗菌活性，对真菌、嗜麦芽假单胞菌、黏质沙雷氏菌、产酸克伯杆菌等革兰氏阳性菌、革兰氏阴性菌和真菌具有一定的抗菌活性。浒苔多糖硒对金黄色葡萄球菌具有抑菌活性，对大肠杆菌、沙门氏菌未无抑菌活性。灵芝发酵液粗多糖对金黄色葡萄球菌有很强的抑制作用，对大肠杆菌、枯草芽孢杆菌、乙型副伤寒沙门氏菌的抑制作用较强，对酿酒酵母菌的抑制作用较弱，对黑曲霉几乎没有抑制作用，只在高浓度下才显示出抑制作用。多糖对大肠埃希菌的抑制作用是通过抑制细胞黏附来实现的，而紫萁多糖的广谱抗菌性是因为多糖溶解成的胶体溶液能在细胞表面或肌体表面形成保护层，从而抑制了细菌的进一步侵入。

短梗五加的果实、茎叶根中含有丰富的黄酮类、生物碱、多糖、萜类等活性成分，在其他相关植物提取物研究的基础上，系统开展短梗五加的抑菌性活性研究，对于前面开发利用短梗五加具有重要的现实意义。

5.5.2　植物提取物的抗菌性

5.5.2.1　试剂和设备

植物提取物、无水甲醇、醋酸钡、氯化钡、浓盐酸、抗生素（硫酸链霉素）。金黄色葡萄球菌（*Staphylococcus aureus*）、白葡萄球菌（*white staphylococcus*）、枯草芽孢杆菌（*Bacillus subtilis*）、大肠杆菌（*Escherichia coli*）。粉碎机、马福炉、电热恒温鼓风干燥箱、微电脑控制生化培养箱、电热恒温培养箱、立式自动电热压力蒸汽灭菌器、高压灭菌锅、无菌操作台。

5.5.2.2　实验方法

分别将金黄色葡萄球菌、白葡萄球菌、枯草芽孢杆菌和大肠杆菌等待试菌落经涂片、染色、镜检为纯种后,将待试菌用相应斜面培养基活化2次,向灭菌平皿中加入0.1 mL供试菌悬液,均匀地涂布在平板上,以无可见水滴为准,用无菌镊子将牛津杯放入培养基中,分别注入0.2 mL植物提取物溶液,同时做一个无菌水对照、一个抗生素对照、一个空白对照,将平板倒置于培养箱中37 ℃培养24 h,取出分别测量抑菌圈直径。每次实验均重复3次。

5.5.2.3 试验结果

如图5.21和表5.4所示,蕾提取物对金黄色葡萄球菌、大肠杆菌和枯草芽孢杆菌的抑制为最佳,而茎的提取物对白葡萄球菌的抑制效果最好。

表5.4 植物提取物的抑菌直径

部位	金葡萄球菌/mm	白葡萄球菌/mm	大肠杆菌/mm	枯草芽孢杆菌/mm
蕾	24	26	17	18
茎	24	33	16	17
叶	16	22	16	17

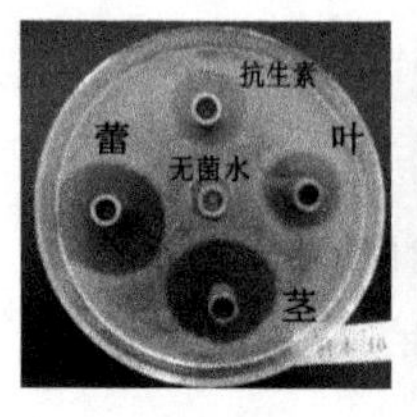

金葡萄球

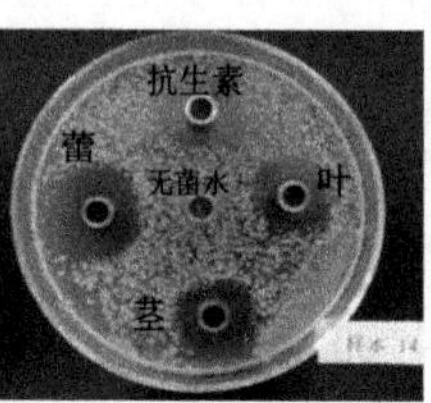

枯草芽孢

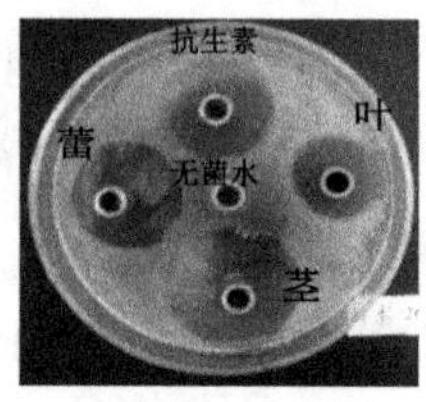

白葡萄

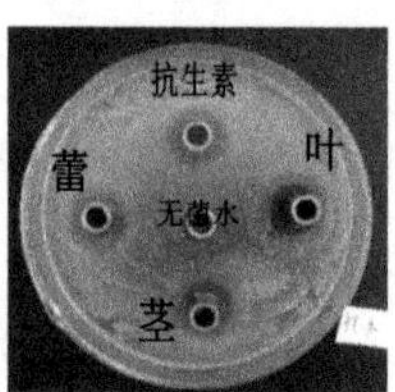

大肠杆

图5.21 植物提取物的抑菌效果

5.6 短梗五加的药理活性

药理学是研究药物与机体间相互作用规律及其药物作用机制的一门科学,主要包括药效动力学和药代动力学两个方面。前者是阐明药物对机体的作用和作用原理,后者阐明药物在体内吸收、分布、生物转化和排泄等过程及药物效应和血药浓度随时间消长的规律。

随着人类社会的发展,天然产物的应用日趋广泛。古籍《本草经集注》收药730种,书中对采药季节、贮藏、保管、真伪鉴别、炮制方法、制药规范及用药方法等都做出了一系列的说明。依据《中华本草》和《中药大辞典》中的记录,短梗五加的根皮为五加皮的来源植物之一。《神农本草经》和《韩国药典》均有短梗五加的记载。本草中记载短梗五加的根皮具有祛风湿、腰膝 疼痛、筋骨痿软、小儿行迟、体虚羸弱等功效。

收集整理了现代科学针对短梗五加的药理活性研究成果可知(表 5.5),短梗五加的药理活性主要包括了败血症并发急性肝损伤模型小鼠的保护作用、改善高血糖病症和调节血脂代谢紊乱的作用、提高小鼠抗疲劳能力、抗疲劳作用、大鼠动脉粥样硬化的预防作用、抗肿瘤、抗炎活性、镇静催眠作用、降血糖作用、增强肌肉效果、诱导 TNF 的作用、足肿胀及巴豆油气囊肿渗出和肉芽组织增生的抑制作用等。

表 5.5　短梗五加的药理活性分析综合

药理活性	分析方法	参考文献
败血症并发急性肝损伤模型小鼠的保护作用	采用 ICR 小鼠腹腔注射短梗五加乙酸乙酯提取物的方法,分析小鼠肝组织中 MDA 含量和 SOD 活性、血清中 AST,ALT 活性及 NO,TNF - α 水平,并观察 48 h 内的生存率	朴燕等 2018
改善高血糖病症和调节血脂代谢紊乱	通过高糖高脂日粮结合注射链脲佐菌素(STZ)构建 2 型糖尿病小鼠模型,然后通过灌胃短梗五加茎黄酮,分析模型小鼠的血糖和血脂	华莹 2018
提高小鼠抗疲劳能力	建立小鼠负重游泳疲劳模型,考察短梗五加果多酚的抗疲劳作用。体内研究结果表明短梗五加果多酚能显著延长小鼠负重游泳力竭时间,显著增加机体肝糖原、肌糖原含量,明显提高小鼠体内谷胱甘肽过氧化物酶活力,同时降低乳酸和肌酸激酶水平	肖凤艳 2018
抗疲劳作用	雄性昆明小鼠随机分为 4 组,分别灌胃生理盐水、ASP、植物乳杆菌 C88 和 ASP + 植物乳杆菌 C88。实验结束后测定小鼠强迫游泳固定时间,游泳力竭时间以及肝脏、血清相关生化指标	何忠梅 2016
大鼠动脉粥样硬化的预防作用	40 只雄性 SD 大鼠随机平均分成 4 组,每组 10 只。采用高脂饮食结合腹腔注射 VD3 的方法建立 As 模型,不同剂量 ASFP 给药组自造模开始之日起分别灌胃 150、75 mg/(kg · d)的 ASFP,空白组和高脂饮食组大鼠灌胃等量生理盐水,各实验组连续处理 12 周后,检测大鼠血清生理生化水平并计算 As 指数;苏木素 - 伊红染色观察大鼠主动脉 As 病变情况;Western blot 检测主动脉中黏附分子和丝裂原活化蛋白激酶信号通路关键基因的蛋白表达水平	何忠梅 2018
抗肿瘤	纯化后的 chiisanoside 用于抗肿瘤药理活性实验,检测小鼠实体瘤生长、对免疫器官损害等。给药后血清细胞因子 IL - 2、TNF - α 和 IFN - γ 均有所升高,而 VEGF 则受到抑制。此外,从 HE、TUNEL 染色和免疫组织化学分析中我们可以发现 chiisanoside 能够使肿瘤细胞凋亡,其机制或许与上调 Bax、Caspase - 3,下调 Bcl - 2、VEGF 有关。chiisanoside 在体内吸收速度快	郭雪 2017

续表

药理活性	分析方法	参考文献
抗炎活性	通过建立脂多糖诱导小鼠单核巨噬细胞 RAW264.7 细胞释放炎症因子模型对短梗五加果进行抗炎评价。首先,采用 MTT 法测定了短梗五加果甲醇提取物乙酸乙酯层和正丁醇层部位对 RAW264.7 细胞的毒性影响,筛选出合适的梯度浓度(50、100、200 mg/L)进行给药,采用 Griess 法考察了乙醇提取物乙酸乙酯层和正丁醇层部位分别对 LPS 诱导 RAW264.7 细胞 NO 释放的影响;其次,选定 iNOS 和 COX-2 作为考察指标,通过 Western Blot 和 PCR 技术检测 iNOS 和 COX-2 的表达	杜鹏 2017
镇静催眠作用	通过协同阈上催眠剂量戊巴比妥钠实验研究短梗五加果对小鼠入睡潜伏期和睡眠持续时间的影响;通过协同阈下催眠剂量戊巴比妥钠实验研究短梗五加果对小鼠入睡率的影响;应用动物行为分析系统研究短梗五加果对大鼠自发活动的影响;采用小鼠转棒实验方法研究短梗五加果对小鼠平衡能力的影响	贺小露 2013
降血糖作用	取五加皮叶提取物对 α-glucosidase 和 α-amylase 的活性抑制效果进行了评价。利用 streptozotocin(STZ)诱导构建糖尿模型动物,用短梗五加提取物给药 2 周后观察血糖,并与对照实验组进行比较分析	임상현 2010
增强肌肉效果	对比分析法	李昌镐 2007
诱导 TNF 的作用	动物体内实验和细胞试验	이성태 2000
足肿胀,巴豆油气囊肿渗出和肉芽组织增生的抑制作用	从大鼠右后足腱膜下注入试剂,用窄带尺测量左右足踝关节,圆周和之差为足肿胀程度之指标	周重楚 1985

参考文献

[1]林治鑫,顾雪竹,刘珺.高速逆流色谱结合 UNIFAC 数学模型分离纯化淡竹叶中的槲皮素-3-O-葡萄糖苷[J].中国实验方剂学杂志,2011,17(5):23-27.

[2]朴燕,李镐,张昌浩.短梗五加乙酸乙酯提取物对败血症并发急性肝损伤模型小鼠的保护作用[J].延边大学医学学报,2018,41(4):252-255.

[3]王媛媛,马飞祥,李凤英,王怡诺,薛培凤.在线色谱联用技术检测天然产物抗氧化活性的研究进展[J].北方药学,2016,13(9):123-125.

[4]林向贤,等. Anti-diabetic and Hypoglycemic Effect of Eleutherococcus spp.. 2010, 39(12):1761-1768.

[5]贺小露,张蕊,孙明亮,等.短梗五加果镇静催眠作用实验研究[J].中药材,2013,36(8):1329-1331.

[6]郭雪.短梗五加叶活性成分 chiisanoside 抗肝癌作用及其药动学研究[D].吉林农业大学,2017.

[7]华莹.短五加茎黄酮对2型糖尿病模型小鼠降糖作用初步研究[J].陕西医学杂志, 2018, 47(9):1091-1094+1112.

[8]肖凤艳,高磊,赵子健,等.短梗五加果多酚提取工艺优化及抗疲劳作用[J].食品科学,2018,39(22):235-240.

[9]何忠梅,管春红,李盛钰.植物乳杆菌 C88 联合短梗五加多糖抗疲劳作用[J].东北农业科学,2016,41(2):99-103.

[10]何忠梅,李成恩,段翠翠,等.短梗五加果多酚预防大鼠动脉粥样硬化作用[J].食品科学,2018,39(1):200-206.

[11]李昌镐 et al. Evaluation on the Muscular Strength Activity of Medicinal Herb Hot-Water Extracts. 2007, 36(6):678-682.

[12]周重楚,王桂芝,宋晓凯.短梗五加醇提物的抗变态反应性炎症作用[J].中药通报,1985(10):39-43.

[13]周重楚,王桂芝,宋晓凯.短梗五加的抗炎作用[J].生理科学,1983(03):48.

[14]Huang H C,Liao C C,Peng C C,et al. Dihydromyricetin from Ampelopsis grossedentata inhibits melanogenesis through downregulation of MAPK,PKA and PKC signaling pathways[J]. Chem Biol Interact,2016,258: 166 -74.

[15]Mustapha N,Bzéouich I M,Ghedira K,et al. Compounds isolated from the aerial part of Crataegus azarolus inhibit growth of B16F10 melanoma cells and exert a potent inhibition of the melanin synthesis[J]. Biomed Pharmacother,2015,69: 139-44.

[16]Kim B H,Park K C,Park J H,et al. Inhibition of tyrosinase ac tivity and melanin production by the chalcone derivative 1(2 - cyclohexylmethoxy6 - hydroxy - phenyl) 3(4 - hydroxymethyl - phenyl) - propenone [J]. Biochem Biophys Res Commun,2016,480 (4) : 648-54.

[17]Zhang X N, Lin Y, Huang J A, et al. Inhibitory effects of tea extracts EGCG, GCG and ECG on the melanogenesis in melanoma cell B16[J]. J Hunan Agri Univ (Nat Sci) ,2017,43(4) : 405-410.

[18]王鹏,李素霞,韩福森,等. 葡萄籽提取物对 B16 细胞内黑色素合成的抑制作用[J]. 日用化学工业,2013,43(4):280-284.

[19]Wang P,Li S X,Han F S,et al. Inhibition effect of grape seed extract on melanin formation in B16 murine melanoma cells[J]. China Surf Deter Cosme,2017,43(4):280-284.

[20]李墨灵,张晗,夏庆梅. 桑白皮的化学药理与药代动力学研究进展[J]. 西部中医药,2017,30(2):137-139.

[21] Li M L, Zhang H, Xia Q M, et al. Research progress of chemistry, pharmacology, pharmacokinetics of SangBaiPi [J]. West J. Tradit Chin Med,2017,30(2):137-139.

[22]Butt M S,Nazir A,Sultan M T,et al. Morus alba L. nature's functional tonic[J]. Trends Food Sci Tech,2008,19(10):505-512.

[23]Dai S J,Wu Y,Wang Y H,et al. New diels-alder type adducts from Morus macroura and their antioxidant activities [J]. Chem Pharm Bull,2004,52(10):1190-1193.

[24]杨利红,赵费敏,张特,等. 桑白皮抗炎活性成分的分离及抗炎机制研究[J]. 中华中医药学刊,2016,34(12):3008-3012.

[25]Wu Y X,Kim Y J,Li S,et al. Anti-obese effects of mulberry (Morus alba L.) root bark through the inhibition of digestive enzymes and 3T3-L1 adipocyte differentiation [J]. Korean J Food Preser,2015,22(1):27-35.

[26]马艳霞,吴勉华,姜泽群,等. 山茱萸环烯醚萜苷对 D-GalN/TNF-α 损伤肝细胞的保护作用研究[J]. 中国药理学通报, 2018,34(1):118122.

[27]Ma Y X,Wu M H, Jiang Z Q,et al. Protective effect of cornel iri doid glycoside on hepatocytes injured by D-galactosamine/tumor necrosis factor-α[J]. Chin Pharmacol Bull,2018,34(1):118-122.

[28]王艳明,刘瑛,阎新燕,等. 甘草查尔酮 A 抑制小鼠黑色素瘤 B16F10 细胞增殖机制研究[J]. 中国药理学通报,2015,31(7):967-972.

[29]Wang Y M,Liu Y,Yan X Y,et al. Inhibitory effects of licochalcone A on proliferation of melanoma B16F10 cells [J]. Chin Pharmacol Bull,2015,31(7):967-972.

[30]Maack A,Pegard A. Populus nigra (Salicaceae) absolute rich in phenolic acids, phenylpropanoïds and flavonoids as a new potent tyrosinase inhibitor[J].

Fitoterapia,2016,111: 95 -101.

[31] Sim M O, Ham J R, Lee M K. Young leaves of reed (Phragmites communis) suppress melanogenesis and oxidative stress in B16F10 melanoma cells [J]. Biomed Pharmacother, 2017, 93: 165 - 171.

[32]史若愚，刘新桥，刘学政. ICU 常见呼吸系统耐药菌感染疾病的 中医研究进展[J]. 天津中医药大学学报, 2014, 33(3) : 188 - 191.

[33]罗萍，孙小燕，荆迎军,等. 东亚飞蝗甲壳素提取条件的优化及衍生物壳聚糖抑菌活性研究[J]. 天津中医药大学学报, 2013, 32(2): 94 -97.

[34]杜娟，王元元，沈丽,等. 蜂胶体外抑菌活性的研究[J]. 天津中医药, 2013, 30(6): 362 -364.

[35]李永军,张瑞,王鑫,等. 白藜芦醇对皮肤癣菌抗菌活性的实验研究[J]. 中国全科医学, 2011, 14(8): 892 -893.

[36]刘强,王亚强,许培仁,等. 儿茶素类对 h - VRS 的体外抗菌活性研究[J]. 中国抗生素杂志, 2011, 36(7): 557 -560.

[37]崔海滨，梅文莉，韩壮,等. 海洋真菌 095407 的抗菌活性代谢产物的研究[J]. 中国药物化学杂志, 2008, 18(2): 131 -134.

[38]奥乌力吉,王青虎,斯钦,等. 山沉香中两个新倍半萜的结构鉴定和抗菌活性[J]. 中国天然药物, 2012, 10(6): 477 -480.

[39]刘雪婷，施瑶，梁敬钰,等. 中华慈姑中具有抗菌活性的对映玫瑰烷和对映 - 贝壳杉烷二萜[J]. 中国天然药物, 2009, 7(5):341 -345.

[40]胡苗芬,宋新波,张丽娟,等. 椿皮中铁屎米酮的分离及其体外抗 菌活性研究[J]. 辽宁中医药大学学报, 2013, 15(12): 75 -77.

[41]张韶瑜,孟林,高文远,等. 东北鹤虱中一个具有抗菌活性的新喹酮类生物碱[J]. 中草药, 2005, 36(4): 490 -492.

[42]刘军锋，丁泽，欧阳艳，等. 苦豆子生物碱抗菌活性的测定[J]. 北京化工大学学报(自然科学版), 2011, 38(2): 84 -88.

[43]孙惠峰，张济麟，代继玲，等. 青刺果总生物碱抗菌活性研究[J]. 昆明医科大学学报, 2014, 35(10): 12 -14.

[44]张爱君，赵清国，哈丽娜,等. 氧化苦参碱对耐甲氧西林金黄色葡 萄球菌体外抗菌活性的实验研究[J]. 包头医学院学报, 2013,29(3): 11 -13.

[45]施瑶，李定祥，闵知大,等. 花椒属植物对口腔致病菌的抗菌活性[J]. 中国天然药物, 2005, 3(4): 248 -251.

[46]周慧敏，陈莉莉，王晶，等. 金环蛇抗菌肽 Cathelicidin - BF 的体外抗菌活性研究[J]. 药物生物技术，2011，18(4)：317 - 321.

[47]曾春晖，杨柯，徐明光，等. 广西藤茶总黄酮与 β - 内酰胺类抗菌药物合用的体外抗菌活性研究[J]. 医药导报，2013，32(3)：292 - 297.

[48]郭刚军,胡小静,付镓榕,马尚玄,徐荣,黄克昌,彭志东,贺熙勇,邹建云. 澳洲坚果青皮不同极性溶剂分步提取物功能成分与抗氧化活性分析及相关性[J/OL]. 食品科学:1 - 13[2020 - 06 - 07]. http://kns. cnki. net/kcms/detail/11. 2206. TS. 20200601. 1507. 084. html.

[49]郑晓丽,阎利萍,左吉卉,陈玲,程阳,吴明江,佟海滨. 羊栖菜提取物抗氧化和降低餐后血糖作用研究[J/OL]. 现代食品科技:1 - 7[2020 - 06 - 07]. https://doi. org/10. 13982/j. mfst. 1673 - 9078. 2020. 6. 1155.

[50]李雁琴,宋丽军,张丽,侯旭杰,蒲云峰. 不同品种红枣冻干片的理化品质及抗氧化性比较[J]. 食品研究与开发,2020,41(11):28 - 33 + 65.

[51]齐巧明,龙旭,罗凤,高晓敏,雷亚婷,靳如意,郭惠. 响应面法优化艾叶挥发油的提取工艺及其抗氧化性能研究[J]. 化学与生物工程,2020,37(5):22 - 26.

[52]陈苏丹,汪亚祺,李秀珍,李学强. 超声辅助提取款冬总黄酮工艺及抗氧化活性研究[J]. 河南科技大学学报(自然科学版),2020,41(4):82 - 87 + 9.

[53]郑丽杰,缪晓冬,韩威,陈露,金佳颖,刘睿,王欣之,吴皓. 铜藻主要化学成分分析及抗氧化活性评价[J/OL]. 食品工业科技:1 - 10[2020 - 06 - 07]. http://kns. cnki. net/kcms/detail/1 1. 1759. TS. 20200520. 1704. 008. html.

[54]董佳萍,颜飞翔,牛广财,等. 北五味子麦芽酵素发酵工艺优化及其生物活性初探[J]. 食品工业,2020,41(5):31 - 34.

[55]石艳宾,鲍佳彤,王亦萱,等. 金银花绿原酸与芦丁、槲皮素协同抗氧化作用[J]. 食品工业,2020,41(5):199 - 202.

[56]王伟,布丽根・加冷别克,胡晓东. 葡萄籽原花青素的提取工艺优化及其抗氧化活性研究[J/OL]. 保鲜与加工:1 - 14[2020 - 06 - 07]. http://kns. cnki. net/kcms/detail/12. 1330. S. 20200515. 1315. 002. html.

[57]臧慧静,刘学. 地骨皮提取物的纯化及其抗氧化活性分析[J]. 广东化工,2020,47(9):13 - 14.

[58]李惠,熊忠飞,李喜宏. 响应面法优化芦笋多糖提取工艺及抗氧化性研究[J]. 中国调味品,2020,45(5):1 - 6 + 12.

[59]朱立斌,朱丹,牛广财,等.沙棘果汁饮料的研制及其抗氧化活性研究[J].饮料工业,2020,23(2):45-50.

[60]侯俐南,刘慧锦,李彬,等.月柿提取物体外抗氧化活性研究[J].食品安全质量检测学报,2020,11(7):2096-2101.

[61]秦修远,陆路,崔欣悦,等.豌豆低聚肽硒螯合物的体外抗氧化作用[J].中国食品学报,2020,20(5):53-58.

[62]帅良,廖玲燕,段振华,等.百香果果皮多糖提取工艺优化及其抗氧化活性研究[J/OL].食品工业科技:1-20[2020-06-07].http://kns.cnki.net/kcms/detail/11.1759.ts.20200401.1928.016.html.

[63]雷杰,黎维维,欧阳陈琳,等.翠云草挥发油成分分析、抗氧化及抗菌效果[J/OL].食品工业科技:1-8[2020-06-07].http://kns.cnki.net/kcms/detail/11.1759.ts.20200323.1323.006.html.

[64]杨洋,李珍,杜之平,等.土庄绣线菊茶多酚抗氧化活性作用研究[J].中国药事,2020,34(3):342-348.

[65]来思彤,崔清亮,张燕青,等.苜蓿的抗氧化活性及其咀嚼片的制备工艺研究[J/OL].现代食品科技:1-9[2020-06-07].http://kns.cnki.net/kcms/detail/44.1620.ts.20200309.2148.032.html.

第六章　短梗五加毒理学安全分析

6.1　毒理学分析方法

毒理学试验大体可分为试验研究和人群调查两大类。其中试验研究又可分为体内试验和体外试验。毒理学研究的最终目的是研究外源化学物对人体的损害作用(毒作用)及其机制,但对人体的研究实际上难以实现,毒理学主要是借助于动物模型模拟引起人体中毒的各种条件,观察实验动物的毒性反应,再外推到人。由于动物,特别是哺乳动物和人体在解剖、生理和生化代谢过程方面有很多相似之处,这就是动物实验的结果可以外推到人的基础。而随着现代生物学技术的发展,一些现代技术和方法也逐步被毒理学研究所用,体外替代试验也逐渐成为一种趋势。

体内试验通常以哺乳动物为研究对象,例如大鼠、小鼠、豚鼠、家兔、仓鼠、狗和猴等,可分为急性毒性、亚慢性毒性、慢性毒性、致癌变、致畸变、致突变试验,试验结果可外推到人。体外试验一般指采用游离的动物脏器、组织、原代培养细胞、细胞系、细胞器为模型进行的毒理学试验。体外试验可用于外源化学物毒性筛查、代谢转化、靶细胞(器官毒性)和毒作用机制研究。

体内试验和体外试验各有其优点和局限性。体内试验的优点在于可严格控制接触条件,能测定多种效应且能评价宿主特征,其局限性在于影响因素较多,难以进行代谢和机制研究,动物暴露与人暴露相关性的不确定等。体外试验的优点在于影响因素少,易于控制、人力物力花费较少,其缺点则在于缺乏整体毒物动力学过程、不能全面反映毒作用、不能作为毒性评价和危险性评价的最终依据、难以观察慢性毒性等。因此应根据实验研究的目的要求,采用最适当的方法,并且加以互相验证。

流行病学调查是将毒理学试验研究结果外推并在人群进行验证的主要手段之一。流行病学调查是以人群为观察对象,了解外源化学物对人体的潜在毒性。采用分子流行病学方法可以筛查敏感生物学标志和易感基因,为毒性鉴定和机制研究提供可靠数据,使危险评定和卫生标准的制定更加安全合理。长期的人群毒性监测数据和大样本的回顾性调查有利于外源化学物与人体毒性的因果关系及影响因素分析。由于人体的复杂性、暴露的长期性以及外源化学物低剂量和联合作用等特点,人群流行病学调查中观察的许多指标是非特异性的,其影响因素和因果关系的分析也是十分复杂的。把毒理学试验研究和人群流行病学调查结合在一起才能阐明外源化学物与人体毒效应之间的因果关系和作用机制,进而有效保障人群健康。

综上所述,在毒理学研究中必须将体内和体外实验的结果外推到人,并与人体观察和流行病学研究的结果综合起来,以对所研究的外源化学物进行危险度评价。

6.1.1 急性毒性试验

急性毒性试验是指机体(实验动物或人)一次性或在 24 h 内多次接触(染毒)有毒物质(食品毒物)后,在短期内所引起致死性或非致死性毒性效应。急性毒性试验观察的内容一般包括行为、外观改变、大体形态变化以及死亡效应,最主要的观察指标是 LD_{50}。国内外相关法规对不同物质,如食品、药品、农药、兽药等的急性毒性试验程序有不同的要求,但总体原则相似。食品毒理学安全评价程序主要包括试验动物、受试物及其配置,染毒途径、剂量设计、毒性效应的观察等。

(1)试验动物。

动物种属的选择应遵循实验动物接触受试物的毒性反应与人类的基本一致,并且选择实验动物对受试物最敏感的原则;至少在两种实验动物上分别或同步试验,最好选一种啮齿类和一种非啮齿类,分别确定 LD_{50},以降低物种差异在外推到人类时的风险。啮齿类动物一般首选大鼠和小鼠;非啮齿类动物中以犬和猴最为常见。同一物种的实验动物又有品系之分,品系是指用计划交配的方法获取源于共同祖先、具有特定基因型的一群动物。一个品系的动物应具有共同遗传来源和一定遗传结构、稳定的遗传性能、独特的生物学特性和相似的外貌特征。常用的小鼠有 BALB/c、C57BL/6、C3H、DBA、AKR、CBA、TA1、TA2 等;大鼠有 F344/N、Lou/CN、LEW(Lewis)、BN 等。在实际操作中应根据不同的试验需要进行选择。

(2)受试物及其配置。

试验前应掌握受试物的详细相关资料,包括受试物的含量、保存条件、原料来源、化学结构、纯度、稳定性等。在受试物的配置中,应根据染毒途径的不同及受试物的理化性质选择合适的溶媒(溶剂、助悬剂或乳化剂),将受试物制备成一定的剂型。所选用的溶媒本身应无毒,无特殊刺激性或气味,与受试物各成分之间不发生化学反应,对试验系统、程序实施及试验结果无干扰且能保证受试物在其中保持稳定。急性毒性试验受试物常用剂型为水溶液、混悬液、油溶液等。

(3)剂量设计与分组。

在毒理学试验中,最重要的是研究剂量 - 反应(效应)关系,也就是当受试物剂量增加,实验动物的毒性反应(效应)随之而增强。该关系的存在是确定受试物与有害作用因果关系的重要依据。在进行正式的急性毒性试验之前,需先做预试验,预试验通常是先用少量动物进行来确定剂量范围。剂量组的设置最高和最低剂量如相差 2 –4 倍至少应设置 3 – 4 组;相差 4 –9 – 倍者至少应设 4 –5 组;相差 10 倍以上至少应设 6 个组。

(4)染毒途径。

急性毒性试验染毒途径最常用的有经口、经呼吸道、经皮肤接触及注射染毒(腹腔注射、静脉注射、皮下注射)等。吸收速率依次排列,一般是静脉注射 > 吸入 > 肌内注射 > 腹腔注射 > 皮下注射 > 经口 > 皮内注射 > 经皮。一般来说食品毒理学研究以经口(胃肠道)途径(oral explosure)为主,主要包括灌胃法、饲喂法及胶囊吞咽法等。

(5) 试验周期。

急性毒性试验通常连续观察 2 周。若毒作用的产生有迟发性倾向,则需延长试验观察周期,必要时最长可达 28 d。

(6)观察项目。

急性毒性试验中毒效应的观察一般侧重于中毒症状、死亡情况和时间分布、体重、病理学检查,其中病理学检查应进行病理解剖。

6.1.2 急性毒性试验分级和评价

根据急性毒性试验结果判断外源化学物毒性的强弱和类型。目前各国均参照外源性化学物的急性毒性分级(acute toxicity classification)标准进行评价。现行的各种急性毒性分级标准均以 LD_{50} 为基础,世界卫生组织推荐分为剧毒、高毒、中等毒、低毒和实际无毒五级;欧盟则分为高毒、有毒、有害、不分级 4 个等级;我国目前分为极毒、剧毒、中等毒、低毒、实际无毒等。

6.2　亚慢性和慢性毒性试验

6.2.1　亚慢性毒性试验

亚慢性毒性是指实验动物连续多日重复接触受试物所引起的毒性效应。连续多日接触相当于实验动物寿命的1/30～1/10的时间。接触剂量应小于受试物的LD_{50}。亚慢性毒性试验是对实验动物较长期接触较大剂量受试物所致的生物学效应的深入研究，可获得丰富的毒理学信息。亚慢性毒性试验中实验动物的选择原则上要求受试物在该动物体内的代谢过程基本与人相似，并为急性毒性试验已证明的对受试物敏感的种属和品系，同时还应考虑与慢性毒性试验预试验中预计使用的动物种属和品系相同。但在实际工作中使用与人类相似或相当的物种较难满足，目前的试验基本选择大（小）鼠和犬，根据试验需要，有时会选用灵长类动物作为实验动物。染毒途径的选择应遵循两方面原则：一是要尽量模拟人类在接触受试物的途径和方式；二是亚慢性和慢性毒性试验的染毒途径应保持一致。常用的染毒途径主要有经口、经呼吸道和经皮肤等。检测项目包括行为、体重、食物利用率、死亡率、血液生化指标、尿常规、眼、心血管、病理解剖等。

6.2.2　慢性毒性试验

慢性毒性是指实验动物或人长期（甚至终生）反复接触外源化学物所产生的毒性效应。慢性毒性试验是外来化学物质一般毒性评价程序中最后阶段的观察，为评价受试物最终能否应用于食品提供依据。慢性毒性试验选择实验动物的原则与亚慢性毒性试验相同，应使用2种哺乳动物，一般为1种啮齿类动物和1种非啮齿类动物。实际工作中大多用大鼠、犬和猴，经皮染毒也可使用豚鼠和家兔。

染毒途径和染毒期限理论上应选择和人类实际接触相似的途径，但在长达两年多的慢性试验中有些染毒途径很难进行，实际工作中多采用经口染毒，一般每周染毒5－6天。根据需要也可经皮肤染毒和经呼吸道染毒，长期呼吸道染毒需要有良好的专用动式吸入染毒装置。观察指标与亚慢性毒性试验相似，也需要进行一般指标、生理生化指标、组织病理学指标、分子和免疫学指标及其他特异性指标的检查，选择时应优先采用并重点观察亚慢性毒性试验筛选出来的敏感指标或特异性指标。

6.3 蓄积毒性试验

大多数外源化学物进入机体后,可经机体的代谢和转化排出体外,有些外源化学物亦可直接排出体外。若一种外源化学物连续、反复地进入机体,且吸收速度(总量)超过转化和排出的速度/总量时,则这一物质在体内的总量将不断增加,出现潴留,这种现象称为外源化学物的蓄积作用。外源化学物在体内的蓄积作用是机体发生慢性中毒的基础,物质在体内的蓄积作用一般包括物质蓄积和功能蓄积。

蓄积毒性试验是检测食品毒物蓄积性大小的试验,通过蓄积试验可以了解一种化学物质在体内的蓄积情况和程度,并可为慢性毒性试验进行准备。蓄积作用的研究方法有多种,常用的方法有蓄积系数法、生物半减期法两种方法。在现有的蓄积毒性试验中,通常选择死亡为观察毒效应指标,很少采用其他效应指标。

6.4 生殖毒性试验

生殖毒性是毒理学评价中的一个重要组成部分,我国生殖毒理学研究在 20 世纪 60 年代主要是以评价化学物致畸效应为主,在 70 年代后期出版的《工业毒理学实验方法》《卫生毒理学实验方法》详细描述了致畸和繁殖试验的方法。80 年代起我国制定的一系列法规,如《新药毒理学研究指导原则》《农药毒性试验方法暂行规定(试行)》《食品安全性毒理学评价程序(试行)》等详细规定了喂养繁殖试验、喂养致畸试验和传统致畸试验等生殖毒理试验方法,此外在致突变试验项目中列出睾丸生殖细胞染色体畸变分析和精子畸形试验。这些法规对促进我国生殖毒理学研究起了重要作用。90 年代是我国生殖毒理学蓬勃发展时期,其中《生殖医学》《环境与生殖》《雄(男)性生殖毒理学》《男性生殖毒理学》等书的出版标志了我国生殖毒理学研究进入了新的阶段。此期间的研究内容已由单纯致畸研究扩大至女(雌)性和男(雄)性生殖和发育毒理,在手段方面由整体动物实验扩大至全胚胎培养、组织培养、细胞培养,并开始引入分子生物学理论和技术应用于生殖毒理学研究。生殖毒性是指对雄性和雌性生殖功能或能力的损害和对后代的有害影响。生殖毒性既可发生于妊娠期,也可发生于妊前期和哺乳期。表现为外源化学物对生殖过程的影响，例如生殖器官及内分泌系统的变化，对性周期和性行为的影响，以及对生育力和妊娠结局的影响等。

研究外源化学物对整个生殖过程是否产生不良影响而进行的试验，主要包括一代和多代生殖毒性试验以及三段生殖毒性试验。化学物所致生殖毒性，可影响配子发生成损伤生殖细胞，其结果不仅可导致性分化异常、生殖道畸形、生精障碍、性功能异常、生育力下降或不孕不育，还可影响胚胎发生和胎儿发育，造成自然流产、胎儿发育迟缓、胎儿畸形或死胎、出生缺陷等，生殖毒性试验，为评价生殖毒物对亲代和子代生殖和发育的影响提供了有效的检测方法与手段。

6.5　致突变试验

食品按其原定用途正常食用时引起人类遗传基因突变的概率极低，但是从古到今随着饮食结构的不断变化，不同人群的遗传基因也在发生着极其缓慢的自发突变以适应新的饮食方式，特别是进入现代农业和现代工业化社会以来，加工食品和新资源食品蓬勃发展，人类更多地摄入过去未接触过的各种外源性化学物质，同时随着加工食品和各种新资源食品的不断开发，这些食品加工过程中形成的新成分和外源化学物质引起诱发突变的概率不断增加，因此，深入了解食品中化学物质的直接致突变作用和经过生物体内代谢活化引起的各种间接致突变作用，对于确保现代加工食品的安全性和有效利用新资源食品具有重要意义。

突变依其发生的方式可分为自发突变和诱发突变，自发突变是指在自然条件下发生的突变，其发生率极低，与物种的进化有密切关系。诱发突变是指人为造成或受某种化学、物理、生物等因素诱发产生的突变，其发生率高，可以导致物种性状的改变。现代遗传学的研究表明，可遗传的变异来源于基因突变、基因重组和染色体变异。

突变可以导致人类遗传性疾病和癌症的发生，特别是基因突变在肿瘤的发生和发展过程中扮演着重要的角色。从遗传学角度或突变角度可以分为基因突变、染色体结构改变和染色体数目改变。基因突变和染色体畸变的本质是相同的，其区别在于受损程度。通常以光学显微镜在分辨率为0.2 μm下进行区分。染色体损伤小于0.2 μm时，用光学显微镜观察不到，需要依靠对其生长发育、生化、形态等表型变化来判断突变的称为基因突变；大于或等于0.2 μm时，可在光学显微镜下观察到的称为染色体畸变。突变的后果取决于化学毒物所作用的靶细胞，体细胞仅能在直接接触该物质的个体身体上表现出来，不可能遗传到下一代(肿瘤)。生殖细胞有可能遗传到下一代(遗传性疾病)。

我国食品安全国家标准中关于毒理学检验方法与规程标准共有26项,其中涉及最多的是致突变试验,包括细菌回复突变试验(GB 15193.4—2014)、哺乳动物红细胞微核试验(GB 15193.5—2014)、哺乳动物骨髓细胞染色体畸变试验(GB 15193.6—2014)、小鼠精原细胞或精母细胞染色体畸变试验(GB 15193.8—2014)、啮齿类动物显性致死试验(GB 15193.9—2014)、体外哺乳类细胞DNA损伤修复(非程序性DNA合成)试验(GB 15193.10—2014)、果蝇伴性隐性致死试验(GB 15193.11—2015)、体外哺乳类细胞HGPRT基因突变试验(GB 15193.12—2014)、致畸试验(GB 15193.14—2015)、体外哺乳类细胞TK基因突变试验(GB 15193.20—2014)等。致突变试验可以简单分为原核生物测试和真核生物试验两种,原核生物试验如细菌回复突变,真核生物测试如哺乳动物红细胞微核试验。其中真核生物试验又可以进一步分为体外试验和体内试验两种。细菌试验属于体外实验,而啮齿类动物微核试验则属于体内试验。其中细菌回复突变试验(Ames试验)是最常用的试验方法。鼠伤寒沙门氏菌的野生型菌株能自行合成组氨酸(his +),而人工诱变的突变株在组氨酸操纵子中有一个突变,这种组氨酸缺陷型突变菌株必需依赖外源性组氨酸才能生长,而在无组氨酸的选择性培养基上不能存活(his -)。致突变物可使其基因发生回复突变为野生型,使它在缺乏组氨酸的培养基上也能生长。

6.6 致癌试验

致癌作用是指化学致癌物引发动物和人类恶性肿瘤,增加肿瘤发病率和死亡率的过程。其机理较复杂,尚未彻底阐明。一般认为系致癌物使正常体细胞遗传物质DNA的结构和功能发生改变,引起基因突变;或不改变DNA结构,但使基因调控失常,体细胞失去分化能力所致。根据作用方式,致癌物分为直接致癌物(终致癌物)、前致癌物、协同致癌物和促癌物等。人类肿瘤的发生90%与环境因素有关,环境因素包括物理因素、生物因素和化学因素等。其中物理性致癌物有X射线、放射性核素、氡及日光中的紫外线等;生物性致癌物有病毒等微生物;化学致癌物有各类化学物质以及生物合成产物如真菌毒素、生物碱、甙、动物激素等。

食品生产、加工、保藏、运输和销售过程中会遇到很多可能诱发癌症的化学因素,如熏制、烧烤、油炸过程中产生的杂环胺、多环芳烃、丙烯酰胺,粮食霉变产生的真菌毒素，食品包装材料中的塑化剂，咀嚼槟榔、蔬菜腌制过程中产生的亚硝酸盐（亚硝胺类）等都具有致癌作用。因此，研究化学致癌物及化学致癌机理，并对其开展科学的致癌性评价，将有助于减少或控制膳食摄入致癌物，对防癌、治癌和降低癌症发病率具有重要作用。

化学致癌物的判定是一项艰巨、耗时、复杂的工作。化学致癌物的筛查方法包括人群肿瘤流行病学调查、体外试验和体内试验等。人群肿瘤流行病学调查是指采用相应的方法调查研究恶性肿瘤在人群中发生、发展和分布流行规律，并对这些人群的生活习俗、饮食习惯以及这些地域的自然环境有害物进行分析，进而发现致癌物的一种方法。

我国 2015 年制定发布了致癌试验的相关标准，食品安全国家国家标准 致癌试验（GB 15193.27—2015），该标准规定了致癌试验的基本试验方法和技术要求，适用于评价受试物的致癌性作用。

6.7　免疫毒性试验

免疫系统是保护机体免于损伤的重要防御屏障，按免疫学的原理，免疫系统是机体通过区别“自己”和“非己”，对非已物质进行识别、应答和予以清除的生物学效应的总和。引起免疫应答的非己物质就是抗原，抗原（antigen，Ag）是指所有能激活和诱导免疫应答的物质，理论上抗原可为自然界所有的外源和自身物质，但机体免疫细胞直接能够识别的抗原一般是蛋白质、多糖、脂类和核酸等大分子物质，很多具有危害性的外援小分子化学物质通常只具有免疫反应性而无免疫源性，只有在与蛋白质等大分子物质结合之后才具有免疫源性，进而对机体产生有害的免疫应答效应。

免疫毒性主要涉及超敏反应。超敏反应又称变态反应，是指机体受同一抗原再次刺激后产生的一种异常或病理性免疫反应。在生活中机体通过各种途径接触各类化学物质，均可引起各型超敏反应，接触外源化学物引起的超敏反应，最主要的有接触性皮炎（包括光敏性皮炎）、过敏性哮喘、过敏性鼻炎、过敏性肺炎和肺部肉芽肿等。外源化学物引起的超敏反应涉及Ⅰ、Ⅱ、Ⅲ和Ⅳ型超敏反应类型。目前我国有关外源性化学物的免疫毒性鉴定主要是依据《化学品免疫毒性试验方法》（GB/T 27817—2011）进行。

6.8 短梗五加毒理学试验结果

丹东农业科学院特种植物研究所将新资源食品短梗五加委托辽宁省疾病预防控制中心进行了卫生学和毒理学检验,包括短梗五加的大小鼠急性毒性试验、三项遗传毒性试验(Ames 试验、小鼠骨髓嗜多染红细胞微核试验、小鼠精子畸形试验),送检样品(森参牌短梗五加)对两种性别的大、小鼠急性毒性(MID)均大于30.00 g/Kg/BW,属无毒物质;三项遗传毒性试验结果均为阴性。送检样品大鼠90d 喂养试验,经一般情况观察、血液生物化学检查、血液细胞学检查、脏器称量结果表明,各检验项目的实验组与对照组比较,差异不显著。组织病理学检查结果表明,对照组和高剂量实验组雌雄大鼠的肝、肾、胃、肠、脾、睾丸、卵巢均未见与试验用样品有关的组织病理学改变。依据国家食品卫生最新修订标准 GB 2762—2005、食品中污染物限量标准和 GB 16740—1997 保健(功能)食品通用标准,产品检测所含的铅、砷、汞、菌落总数、大肠杆菌、霉菌、酵母菌及各项致病菌的实测值均低于食品中污染物限量标准和保健食品通用标准。样品含总 酮(以芦丁计)0.11g/100g、总皂甙(以人参皂甙 Re 计)1.67g/100g。与一般常见食用植物中的含量无明显的数量差异,不会产生不良生理反应。上述试验结果表明,短梗五加属于无毒物质,在测试摄入量内,食用卫生安全。

药物动力学研究能揭示天然产物在体内的动态变化规律,定量描述天然产物在体内的动态变化规律,研究进入人体的天然产物的吸收、分布、代谢和排泄过程,及其在体内发生的代谢或生物转化途径对正确了解天然活性成分具有重要意义。杜鹏对短梗五加提取物进行了药物动力学研究,首次建立了一个特异性好,灵敏度高的 UPLC - ESI - MS/MS 法检测大鼠血浆中 4 种三萜类化合物的含量,并将该方法应用于灌胃给予大鼠无梗五加果 70 % 乙醇提取物的药物动力学研究。

该研究是将大鼠的空白血浆色谱图与空白血浆中加入待测物和内标对羟基苯甲酸丁酯后的色谱图及给药后大鼠血浆色谱图进行比较测定。取无梗五加果药粉粉末 200 g,用 6 倍量 70% 乙醇溶液加热回流 3 次,每次 1 h。合并提取液,旋转蒸发至干,残渣用适量蒸馏水超声溶解,配制成每 1 mL 含有 0.1 g 无梗五加果 70% 乙醇提取物的灌胃溶液,给药前禁食 12 h,自由饮水。给药剂量为 1.25 g/kg,于灌胃后 0.083,0.167,0.250,0.500,0.75,1.0,2.0,3.0,4.0,6.0,8.0,12.0,24.0 h 由眼底静脉丛取血 0.4 mL,并立即移入涂有肝素的离心管中,离心

10 min(13000 rpm),分离血浆进行样本分析。分析显示,4 种化合物在大鼠体内在体内吸收均较迅速并且消除较快。

参考文献

[1]中华人民共和国国家卫生和计划生育委员会. 2015. GB 15193. 15—2015 食品安全国家标准 生殖毒性试验.

[2]中华人民共和国国家质量监督检验检疫总局,中国国家标准化管理委员会. 2013. GB 30000. 24—2013 化学品分类和标签规范 第 24 部分:生殖毒性.

[3]张立实,李宁. 食品毒理学[M]. 北京:科学出版社,2017.

[4]严卫星,丁晓雯. 食品毒理学[M]. 北京:中国农业大学出版社,2009.

[5]王心如. 毒理学实验方法与技术[M]. 北京:人民卫生出版社,2014.

[6]范奇元,顾祖维,丁训诚. 1999. 我国生殖毒理学研究进展. 卫生毒理学杂志,13(4):247 – 251.

[7]张雅婷,吴洁姣,黄曼琪等. 2017. 雄性生殖毒性经典遗传和表观遗传机制研究进展. 中国职业医学,44(3):376 – 381.

[8]张婷,程熠,王勇,孙祖越. 2013. 外源化学物的雌性生殖毒性研究进展. 癌变 · 畸变 · 突变,25(2):155 – 158.

[9]中华人民共和国国家卫生和计划生育委员会. 2015. GB 15193. 4 – 2014 食品安全国家标准 细菌回复突变试验.

[10]中华人民共和国国家卫生和计划生育委员会. 2015. GB 15193. 5 – 2014 食品安全国家标准 哺乳动物红细胞微核试验.

[11]中华人民共和国国家卫生和计划生育委员会. 2015. GB 15193. 6 – 2014 食品安全国家标准 哺乳动物骨髓细胞染色体致畸变试验.

[12]中华人民共和国国家卫生和计划生育委员会. 2015. GB 15193. 8 – 2014 食品安全国家标准 小鼠精原细胞或精母细胞染色体致畸变试验.

[13]中华人民共和国国家卫生和计划生育委员会. 2015. GB 15193. 9 – 2014 食品安全国家标准 啮齿类动物显性致死试验.

[14]中华人民共和国国家卫生和计划生育委员会. 2015. GB 15193. 10 – 2014 食品安全国家标准 体外哺乳类细胞 DNA 损伤修复(非程序性 DNA 合成)试验.

[15]中华人民共和国国家卫生和计划生育委员会. 2015. GB 15193. 11 –

2015 食品安全国家标准 果蝇伴性隐性致死试验.

[16]中华人民共和国国家卫生和计划生育委员会. 2015. GB 15193. 12 - 2014 食品安全国家标准 体外哺乳类细胞 HGPRT 基因突变试验.

[17]中华人民共和国国家卫生和计划生育委员会. 2015. GB 15193. 14 - 2015 食品安全国家标准 致畸试验.

[18]中华人民共和国国家卫生和计划生育委员会. 2015. GB 15193. 19 - 2015 食品安全国家标准 致突变物、致畸物和致癌物的处理办法.

[19]中华人民共和国国家卫生和计划生育委员会. 2015. GB 15193. 20 - 2014 食品安全国家标准 体外哺乳类 TK 基因突变试验.

[20]中华人民共和国国家卫生和计划生育委员会. 2015. GB 15193. 21 - 2014 食品安全国家标准 受试物前处理办法.

[21]中华人民共和国国家卫生和计划生育委员会. 2015. GB 15193. 23 - 2014 食品安全国家标准 体外哺乳类染色体致畸试验.

[22]中华人民共和国国家卫生和计划生育委员会. 2015. GB 15193. 25 - 2014 食品安全国家标准 生物发育毒性试验.

[23]中华人民共和国国家卫生和计划生育委员会. 2015. GB 15193. 1 - 2014 食品安全国家标准 食品安全性毒理学评价程序.

[24]中华人民共和国国家卫生和计划生育委员会. 2015. GB 15193. 2 - 2014 食品安全国家标准 食品毒理学实验室操作规范.

[25]陈君石. 国外食品毒理学进展[J]. 卫生研究,1995,24(特辑):2 - 5.

[26]张森,陈欢,王安等. 甲醛的遗传毒性及作用机制研究进展[J]. 环境与健康杂志, 2017, 34 (11): 1022 - 1027.

[27]张佳乐,吴建美,曲琳. 双酚 A 在生殖毒性领域的研究进展[J]. 包头医学院学报, 2019, 35 (7): 131 - 133.

[28]韦日明,黄俊杰,罗峙均,等. 烧烤牛肉食品对果蝇突变型的影响[J]. 环境与职业医学, 2009, 16 (6): 575 - 577.

[29]袁振华. 食品中致突变物及抗突变研究进展[J]. 浙江预防医学, 2003, 15 (8): 52 - 56.

[30]郭军,孙宝俊,郑金萍,张鹏. 食品新资源短梗五加的研究开发[J]. 中国食物与营养,2008(12):26 - 27.

结束语

本书的撰写是以通化师范学院的中韩国际合作校级课题“长白山五加科植物中功能活性成分的筛选、作用机制以及产业化(项目编号3153225)”项目的试验研究结果为基础,并参考和借鉴其他研究者对短梗五加研究发表的成果,主要针对短梗五加天然活性成分的提取、分离、鉴定以及活性分析技术等进行了编辑整理,目的一是为中韩国际项目提供一个总结报告,二是为研究短梗五加的相关研究人员提供一个参考资料。

本书在编写过程中得到国际合作项目的合作者韩国岭南大学韩基东教授及其团队、家人以及同事学生的大力协助,出版过程中得到通化师范学院的大力支持,在此一并表示感谢!